子宫内膜异位症自我管理

——改变你的饮食和生活方式

[英] 亨丽埃塔·诺顿　著

徐　冰　主译

U0397798

世界图书出版公司

上海·西安·北京·广州

图书在版编目(CIP)数据

子宫内膜异位症自我管理:改变你的饮食和生活方式/(英)诺顿著;徐冰译. —上海:上海世界图书出版公司,2016.4 (2024.6重印)

ISBN 978 - 7 - 5192 - 0670 - 3

Ⅰ.①子⋯　Ⅱ.①诺⋯　②徐⋯　Ⅲ.①子宫内膜异位症—防治　Ⅳ.①R711.71

中国版本图书馆 CIP 数据核字(2016)第 019063 号

责任编辑　沈蔚颖　陈寅莹

子宫内膜异位症自我管理
——改变你的饮食和生活方式

[英]亨丽埃塔·诺顿　著　徐冰　主译

上海世界图书出版公司 出版发行
上海市广中路88号
邮政编码 200083
苏州彩易达包装制品有限公司
如发现印装质量问题,请与印刷厂联系
质检科电话:0512-65965282
各地新华书店经销

开本:787×960　1/16　印张:12.5　字数:400 000
2016 年 4 月第 1 版　2024 年 6 月第 10 次印刷
印数:27801-32800
ISBN 978 - 7 - 5192 - 0670 - 3/R·359
图字:09 - 2015 - 1060 号
定价:48.00 元
http://www.wpcsh.com.cn
http://www.wpcsh.com

译者名单

主　译　徐　冰

译　者（排名不分先后）

　　　　陈文勤　付　菲　强素凤

推荐序

　　我欣闻由妇产科医生徐冰教授主持翻译的《子宫内膜异位症自我管理——改变你的饮食和生活方式》一书即将出版，非常高兴。作为一名多年从事妇科临床与子宫内膜异位症诊治的医者，我愿借该书出版发行之际，向广大妇产科同仁和众多子宫内膜异位症患者朋友推荐此书。这本书或许能够让我们从另一个视角改进对子宫内膜异位症临床诊治和自我调理的认识。

　　子宫内膜异位症是迄今为止病因不明的疾病，其病变范围之广、涉及器官之多、对患者危害之大，堪称影响女性健康的"顽疾"，很多育龄患者不得不长期忍受病症的摧残和身心折磨，生活质量极为低下。因此，正确认识和应对这种疾病，通过临床诊治和自我管理两个渠道、两种路径、两个方面的努力，最大限度减轻、减缓甚至消弭疾患和病痛，对医者和患者乃至广大女性朋友，都不失为一个积极而行之有效的应对之策。

　　徐冰教授和她的团队，以医者敏锐的眼光选择并花费了大量精力将该书翻译成中文出版，这对国内的读者和患者来说，可谓是恰逢其时、不可多得。该书作者结合自己作为子宫内膜异位症患者的亲身体验，以其丰富的营养学、医学知识以及自身的感知感悟为素材，突破传统的说医论道之习惯，独辟蹊径、别具特色，通过强化自我管理以及改变饮食和生活方式这一新的治疗思路和切身实践，对子宫内膜异位症的调养和治疗进行有益的探索和总结。书中有很多的观点、建议和资料细节，既有助于医者更好地把握和诊治子宫内膜异位症，同时也有助于患者正确认识这一疾病,强化自我管理,进而配合临床治疗来调节和减轻子宫内膜异位症所带来的痛苦与侵害。相信该书能够使大家得到启发并受益。

段 华

首都医科大学附属北京妇产医院教授

2016 年 1 月

译者序

子宫内膜异位症给无数姐妹带来的痛苦,作为妇科医生,我感同身受,这使我拥有组织翻译这本书的勇气和动力。

子宫内膜异位症是妇科的疑难杂症之一,被称为"谜一样的疾病"。对普通民众来说,这个术语听起来也许有点晦涩;甚至很多非妇科专业的医生,说起来也感到拗口。

然而对于许多患者来说,子宫内膜异位症几乎就是疼痛的代名词。"这个疾病就像生长在体内的荆棘,我无时无刻不在感受到这种折磨的存在。我使出全部的精力与之抗争,直至精疲力竭"。这是新西兰子宫内膜异位症患者协会创始人之一琼·莫尔特里(Joan Moultrie)的描述,也许更能表达患者的切身感受。这位热忱投身于患者教育和研究的护士,最终死于子宫内膜异位症恶变的卵巢癌。

育龄妇女中子宫内膜异位症发病率高达 5%~15%。据 2014 年世界子宫内膜异位症学会(World Endometriosis Society)统计,全球发病人数已经超过 2 亿。我国目前尚没有确切的统计数据,但基于我国庞大的人口基数,这个数字极其巨大是毋庸置疑的。在人生最富有生育力和创造力的美好年华,患者们却要饱受疼痛折磨,忍受不孕的痛苦,妇科医生也面临诸多挑战。

现代医学的进步尤其是腹腔镜手术的广泛应用,使得我们对这个疾病的认识日益深入。其形态之多样,累及部位之广泛,病变程度之复杂,实在是不可思议。但是,研究愈深入,面临的困惑和迷惘就愈多,甚至连最基本的问题,今天依然无从回答。

我的门诊，有很多子宫内膜异位症患者前来。或为手术，或为求子，或为随访。患者及家属无不忧心忡忡。我尽我所能，向她们提供手术的、药物的治疗，还有精神的安慰和知识的宣教。

但是，有一个问题，几乎困扰着所有的患者和家属："我应该吃什么？""生活中应该注意什么？"

这个问题貌似简单，但我苦思冥想、遍访名家，仍难以给患者很好的回答。

幸运的是，亨丽埃塔·诺顿撰写的这本书为我们提供了清晰的答案。

作者亨丽埃塔·诺顿是一位临床营养师，也是一位自少女时代即罹患子宫内膜异位症的患者。双重的身份使得她的作品既充满严谨科学的分析，又传递着体贴患者的温暖情愫。她从自己痛苦而沮丧的求医经历讲起，用深入浅出的语言介绍子宫内膜异位症，解释鸡尾酒式的、混合存在的化学物质如何影响了女性的健康，并提出了快速启动机体净化排毒的方案。源于丰富的营养专业素养和经验，亨丽埃塔·诺顿用轻松的语言娓娓道来，告诉人们如何吃、如何喝，书中列举的每日食谱，易学易做，令读者在轻松的阅读中领悟到美食佳肴的活色生香。

而这些改善症状、功效显著的饮食和生活方式的调整，是建立在享受生活，尊重自我的基础上，并非遵从严苛的治疗模式。强调和传递的是机体、精神和世界为一体的思想。这与我国传统的养生观念不谋而合，异曲同工。

同时，本书不乏子宫内膜异位症病因的最新研究进展，如子宫内膜异位症胚胎起源学说，二噁英与子宫内膜异位症发病的关系，压力和应激积聚如何通过影响内分泌和免疫系统，诱使子宫内膜异位症发生和发展等。作者还强调，对子宫内膜异位症所导致的生育能力低下（sub-fertility）和真正的不孕症（infertility）要区别对待,这一观点对妇科医生和患者肯定都有所启发。

　　子宫内膜异位症是一个慢性病,目前尚无治愈良方。作为临床医生,我坚信手术和药物治疗的巨大作用,但是,若是在医疗干预的基础上,通过饮食和生活方式的调整,帮助患者学会从容地面对自己的疾病,那无疑将是一件极好的事。相信本书会起到这样的作用。

　　这本译著凝聚了众多志同道合好友的心血。我由衷地感谢我的队友们在繁忙的临床工作之余,夜以继日,终成书稿;感谢本书编辑沈蔚颖女士无数次等待我门诊、手术后的会面,是她的热忱和执着推进了这本书的出版;同时也感谢上海工商职业技术学院厨艺教学总监顾超先生热心的审稿。另外,特别要感谢首都医科大学附属北京妇产医院段华教授为这本译著撰写序言,这对我们的工作是莫大的鼓舞。

　　最后,还要提到的是微信群"花园里的荆棘"里忠实的朋友们,她们多是我的子宫内膜异位症患者。她们以坚忍、智慧和理性对待子宫内膜异位症,研究子宫内膜异位症。她们身上洋溢着的女性的才华和美丽,令我赞叹不已,也鞭策激励我在艰难中摸索前行。

　　　　　　　　　　　　　　　　　　　　　　　　　　徐　冰

　　　　　　　　　　　　　　　　　　　　　　　　　　2016 年 1 月

目录

序言

　　第一次接触子宫内膜异位症，是我在吉尔福德（Guidford）为宫颈刮片异常的女性进行阴道镜检查，那时我被任命为妇科专家顾问，还负责给患者做激光治疗。激光治疗在当时被视为革命性的新疗法。但是，正如国民健康保险经常遇到的情况一样，我们缺乏购买设备的资金赞助。所以，在一些来自萨里郡（Surrey）热情的女士帮助下，我们在吉尔福德举办了一个"赞助一个激光手术"的活动，以募集激光治疗的资金。感谢当地社区人们的慷慨捐助，很快，我们就有了足够的资金来装备一流的阴道镜工作间，也拥有了足够的资金把激光这样一项精密技术设备投入到子宫内膜异位症的治疗当中。

　　1982年10月，英国实施了第1例激光腹腔镜手术。到今天，我们已经完成了超过14 000例手术，并且安全性高，手术效果理想。一个5年的研究报道显示有73%的女性在术后，疼痛和其他的症状有明显缓解，80%的女性成功妊娠。

　　尽管手术取得了很多新进展，但学术界的一些同仁们仍对这些结果持怀疑态度。虽然他们无法对生育数据提出质疑，但是他们认为，疼痛的数据是基于这样一个可能——在这项新的外科手术中，患者不希望令我们感到挫败。针对这样的质疑，我们开展了一项设计更为严谨的科学研究——一项具有前瞻性、随机和双盲的临床试验。患者由计算机随机分配进行激光治疗或腹腔镜检查。在随后的6个月内，由一个不了解治疗方案的临床研究护士进行随访和疼痛评分。这是双盲的，护士和患者都不知道是否使用了激光。

　　结果不出所料，和我们最初5年的研究结果非常相似，证明了激光手术在大多数子宫内膜异位症患者身上远比药物治疗更有效。

1

　　在几乎所有关于子宫内膜异位症的书籍和文章中,"神秘"这个词总会出现在第一段介绍这个疾病的某个地方。这说明了这个疾病是多么令人费解。尽管已经做了大量的研究,我们仍然不知道它的确切病因,子宫内膜异位症究竟是一种疾病,还是几种不同的疾病混杂在一起呢? 有些患者表现了几乎所有的症状,但是在腹腔镜检查时,却发现病灶十分微小;但也有约5%的患者,因为其他原因行腹腔镜手术如输卵管结扎时,无意中发现子宫内膜异位症症状十分严重,但这些患者平日完全没有疼痛;也有一些女性表现有典型的子宫内膜异位症症状,但最终发现原来是肠易激综合征或盆腔静脉淤血综合征。

　　故此,治疗的混乱和疗效不佳不再令人感到奇怪。还有大约30%的患者应用传统方法治疗是无效的。所以,许多替代疗法、规则和饮食疗法纷纷涌现,试图帮助这些患者来对抗这个痛苦的疾病。对于这样的患者,这本书尤其有帮助。本书中,所有的事实和最新的理论都以一种流畅且易于阅读的方式呈现,所有重要的参考文献都一一列出。所以,感兴趣的读者可以自行阅读,获取更详细的知识。

　　通常,正统的医生不赞成替代疗法。但我一直觉得,只要不带来伤害,不导致危险,无不良药物交叉反应,更重要的是,不延误癌症的诊断和治疗,任何可以改善患者的生活质量和缓解痛苦的尝试都是好的。这本书生动有趣,有助于子宫内膜异位症患者了解她们的病情,帮助她们与疾病抗争。希望本书的内容,能够减轻她们的症状并改善生活质量,使她们能够轻松地处理这种奇怪而又令人费解的疾病。

克里斯托弗·萨顿(Professor Christopher Sutton)
英国吉尔福德萨里大学卫生科学学院妇科手术学教授

第一部分
背景

绪论

我写关于子宫内膜异位症的书是具备双重资格的，既作为一个专业人士，同时也作为一名深受子宫内膜异位症折磨的患者。

作为临床营养师，我在工作中遇到许多女性，她们忍受着子宫内膜异位症的百般折磨。她们中有些人了解自己的病情，有些人则一无所知。这些女性预约前来向我咨询，可能因为一些看似和子宫内膜异位症无关的症状，如极度疲劳、抑郁或生理期不适等，而没有认识到她们症状的根源是来自子宫内膜异位症。许多女性甚至熬过了十几年才得以明确诊断。

她们被沮丧的情绪所困扰，虽然看医生，但并无医生聆听她的痛苦；明确诊断要花费如此之长的时间；承受了那么多本不该承受的痛苦。还有，即便诊断明确了，对于如何控制疾病又完全束手无策。我切身体会到这一切，知道这有多么艰难。

由于子宫内膜异位症在育龄女性中发病率高达 10%，人们有必要提高对这一疾病的认识。鉴于此，当我动笔写这本书的时候，深感意义重大。

我将从自己的故事开始说起。

直到 26 岁，我都不知道自己患有子宫内膜异位症。我发现这个是因为一项营养研究的结果。从 14 岁开始来月经，我就遭受严重的经期疼痛和肠道不适，并且经常感到头晕目眩。

第一次因为这些症状去看医生，是在我 15 岁的时候。我被诊断为痛经，并被给予强力止痛药治疗。尽管这个止痛药对我的作用微乎其微，但那时的我坚信是最好的治疗。

在以后的数年里，我的一系列症状里又增添了慢性疲劳这一条，我被诊断为病毒感染后疲劳综合征。我不得不学着接受疼痛难熬的月经期,但极端的疲劳使我无法像其他少女那样正常生活。在接下来的 14 年里,我被不同的医生贴上了不同的标签,包括慢性疲劳综合征①和肌痛性脑炎。

在大学时代,当我沉浸于社交活动时,我发现自己要整日整月与不断加重的情绪低落、精神萎靡和盆腔疼痛做斗争。现在回想起来,我才意识到这是我的肝脏在努力抗争,试图调和一个典型的学生生活方式与波动的激素水平的矛盾(更多关于肝脏和子宫内膜异位症之间的关联请看后续章节)。

毕业后,我再次寻求医疗帮助,并告知医生,我的情况日益变得更加糟糕,而且疼痛变成了家常便饭。医生让我做个超声检查。检查的结果很清楚:虽然严重,但是排卵痛属于自然现象。我觉得自己走进了一个死胡同,但是仍然坚信,应该有其他的原因能够解释我的症状。

直到我 25 岁时开始临床营养师训练,并学习了女性内分泌(激素)知识,我才开始了解激素和子宫内膜异位症。我问我的医生这是不是导致我种种问题的症结所在,却被告知这种可能性不大。如果是子宫内膜异位症,对我来说最好的选择是避孕药或怀孕。我对此提出质疑:"这么做有意义吗?"

我不想服用避孕药,而且,生一个孩子也不是我现阶段的人生目标。我需要另一个解决方案。在我的坚持下我做了一个腹腔镜检查。结果显示在我的盆腔里有中到重度的子宫内膜异位症,这病灶有可能从来月经就存在了。经过 14 年的折磨,我终于找到了答案。

我做了激光手术,以去除尽可能多的子宫内膜异位病灶。术后随访时,我猝不及防地被告知自然受孕的可能性很低,我应该尽早开始尝试怀孕。我成为成千上万被告知这一灾难性消息的女性中的一员。这对于从小就有强烈母性的我来

---

① 慢性疲劳综合征是一种身体出现慢性疲劳症状的病症,具体定义是长时间(连续 6 个月以上)原因不明的强度疲劳感觉或身体不适。症状包括发热、喉咙痛、淋巴结肿大、极度疲劳、失去食欲等。这些症状与感冒及其他病毒感染相似,因此容易误判。——译者注

说,是个巨大打击。我下定决心要实行自我健康管理,改善自己的日常状态,挑战可能发生的不孕这一难题。

我调整饮食,改变生活方式,通过比较切实的能够坚持下去的方式调整自己。这不包括躲开正常生活,诸如一个人孤零零地待在山洞里,每天做 1 小时的瑜伽等。相反,我只是更自觉地采取健康的生活方式:吃美味的食物,饮自己喜欢的美酒——当然要保持适度。一年后事情发生了很大改变,我的子宫内膜异位症症状有了明显的缓解,我结了婚并试着怀孕。4 个月后,我惊喜地发现自己怀孕了,我的大儿子阿尔菲(Alfie)于 2007 年出生。2010 年,我再次自然受孕,并且健康度过整个孕期,我有了二儿子内德(Ned)。

现在,我的子宫内膜异位症是可以控制的。随着时间的流逝,疼痛虽然还有,但逐渐降至最低。我没有再晕倒,或者再出现肠道不适,我的精力大为改观,我尽量让自己吃得健康,关爱自己。我知道,如果我选择某些特别的食谱可能会激发我的症状,影响我的健康。有时我也会选择享受它们,但在不合适的时候我绝不会吃。这是我自己的选择,也是明智的选择。真正学会吃、学会生活不是一件苦差事,反而会令你感受到真正的愉悦。我说这些不是因为我是一个临床营养师,而是因为我是个女人,一个掌握了正确方法,学会珍视自身机体神奇的修复能力,并体验了由此带来的身心愉悦和回报的女人。

在这本书中,我将与你们分享子宫内膜异位症的经验和知识,不仅仅是我自己的,也有我曾经一起工作并相互学习的同仁们的。最重要的是,我虽然不能把你治好——这一点可能会让你有点失望,但是,我会引导你,培养你一步步接近这个目标。我强烈要求你珍视自己的身体,投入更多的时间和努力,拥抱它。即使只是一个小小的改变,也可能会让你感觉非常不同。通过这本书,你将学会与你的身体一起工作,像我这样,最终获得健康和症状的改善。

如果你对自己的疾病感觉无能为力,无比痛苦,你会倍感抑郁消沉。实际上,你不必如此悲观。我有幸和克里斯托弗·萨顿教授(Professor Chris Sutton)一起写这本书,他对于本书的完成做出了巨大的贡献。他闪光的智慧在书中随处可见,特别是在第一章。这一章重点讲述子宫内膜异位症的症状和目前的治疗方法。根据我的经验,即使这些女性已被明确诊断,实际上,在离开医生办公室后,很多人仍然没有弄明白什么是子宫内膜异位症。她们可能也没搞清楚哪种治疗方法最适合自己。或者,她们已经被推荐了某种治疗方法,但并不了解这种治疗的益处或者不良反应。我希望这一章能让你明白这些。第二章,我将解释改变饮食和生活方式在子宫内膜异位症治疗上发挥的巨大作用。为研究清楚这个疾病,是什么原因导致它发生,我们需要更深入了解身体的奥秘。第三、第四章着眼于如何通过生活和饮食的调整,有意识地支持身体的修复。第五章是一个实用的章节,主要讲述如何把理论付诸实践。我的目的不是要你"不做什么",而是提供一个积极的、实用的、健康的饮食和生活方式,使你轻松地应用于日常生活。

第六、第七章,讲的是快速启动净化法对于人体健康平衡的益处,并告诉你如何具体去做。第八章,说的是通过这种方法可以全身受益,以及对于你未来的重要性。第五部分特别提供了一些我亲自挑选的有用的信息,我强烈推荐给所有的人。

产生变化的关键是全身心投入这个过程。我热切盼望每一位遵循这一方法的女性都可以治愈她的子宫内膜异位症。但是,悲哀的是,我或者其他任何人都给不出这个承诺。我所能提供的,是对于疾病的认知工具和相关知识。我希望你能用这些知识"武装"自己。这样,你就能够像我曾经治疗过的许多患者一样,从现在开始,在未来的几年里,体验到你的子宫内膜异位症症状有了巨大的改观。

我的营养治疗方法

我一直惊讶于食物所拥有的天然的治疗作用。任何持久有效的治疗方法必须要看它如何开始,如何结束,还有中间过程是怎样的。身体应被视为一个整体,而不应只是简单地处理表面的症状。有效的营养疗法正是从根本上探究机体自然平衡的奥秘所在。

　　我前进的动力就是基于这样一个愿望,人类应被视为一个整体,灵魂、情感、环境、身体各功能应该有机结合,并最大限度地保证健康。如果你被自己信赖的专业医生忽视、误解,很容易把自己当作受害者。我希望本书可以与你分享这些信息,改变你的思维方式,用力量、知识和动力使你重新充满能量。阅历会使你的生活更加丰富多彩,而不仅仅是生存。

亨丽埃塔·诺顿（Henrietta Norton）

第一章

什么是子宫内膜异位症

尽管子宫内膜异位症是妇科最常见疾病之一，但是发病原因仍然是个谜。据估计，有10%~15%的育龄期女性患有子宫内膜异位症。其中60%的女性在25~35岁时被确诊，而她们当中43%的患者在十几岁时就开始有症状。有些患者有明显的症状，有些人则没有任何不适[1]。

有些人一直没有确诊子宫内膜异位症，她们所表现的周期性的不适被视为正常月经的一部分。甚至有些女性知道自己患有子宫内膜异位症多年，可是仍然不明白这到底是个什么样的疾病。这实在是令人费解，医学专家也不能够解释这些困惑。

子宫内膜异位症是妇科的疑难杂症。它不分种族，影响着全球的育龄期女性。这个词的起源是里面(endo)和子宫(metra)的意思。子宫内膜细胞通常存在于子宫最内侧，并形成子宫内膜层。子宫内膜离开子宫腔迁移到身体的其他部位，就被称为子宫内膜异位症。子宫内膜选择它最喜欢的部位，在那里"定居"建成它的新家，并向周围组织侵蚀。最常见的"目的地"是下腹部、盆腔里，包括卵巢、输卵管、膀胱、直肠、子宫表面及子宫直肠窝(子宫的背面，也称道格拉斯窝)。它们很少会去上腹部(骨盆以上的部分)，如小肠，胃、肾、膈肌等。一般情况下，子宫内膜异位症多发生于盆腔脏器，但也可能发生在身体的几乎任何一个部位，并可能多部位种植。我在临床上碰到的最罕见的子宫内膜异位症的发生部位是鼻孔。

一旦发生种植，它们就成了异位病灶(从医学上来说，这被称为种植或病损，但我认为用异位病灶解释它们更合适)。在显微镜下，这些异位病灶看上去就像是正常的子宫内膜。它们是如此相似,所以异位病灶和正常的子宫内膜一样受到体内激素的影响。这意味着它们经历同样的激素波动变化,因此异位病灶在月经期也会脱落和流血。由于这种出血通常发生在一个局限的空间,或相类似的地方,不能通过宫颈和阴道排出,故而它会引起肿胀和严重的疼痛。如果这发生在骶髂关节(骨盆的肌肉、软组织和骨部位),那么会引起腿部和背部肌肉的不适感。这就可以解释为什么大多数女性的疼痛要么只发生在月经期,要么是在月经期加重。

正如"异位病灶"这个词所暗示的那样,它们对于组织的侵蚀能力很强,所以当异位病灶找到它们所选择的驻地时,就会粘附在上面。

一般情况下,身体有很好的自我愈合的能力。它会清除这种内膜组织。但这种自身修复过程,有时反而可能使问题变得更糟糕。身体在异位病灶的周围形成保护性的瘢痕组织,就像是皮肤蹭破后修复一样。想想你皮肤表面的瘢痕,你就可以想象得出,在你身体的内部究竟发生了什么。

盆腹腔里的脏器互相紧挨在一起。表面凹凸不平的瘢痕和有侵蚀性的异位病灶一起,导致这些器官之间发生粘连成团,简直就像个蜘蛛网一样。这些病灶在医学术语上被称为"粘连"。粘连导致器官受到牵拉,器官之间张力增大,从而导致疼痛。这就是为什么子宫内膜异位症患者经常描述腹部有"拽"或"拖"的感觉。

这种令人讨厌的子宫内膜异位症病灶在一个关键的女性激素——雌激素的作用下生长并播散。解决的根本办法是切断这一激素的供应吗? 即使这一假设是可能的,这些狡猾的异位病灶本身也可以产生雌激素,从而导致恶性循环[2]。另外,脂肪细胞也会产生雌激素,所以保持身体内的脂肪百分比在正常的范围是很重要的。

这可以用体质量指数(BMI)这一指标来衡量,可以试着评估体内脂肪组织的含量(体脂肪率),身体实际胖的程度。这种方法也有缺点,因为它没有考虑到我们的骨骼、肌肉、脂肪和器官有个体差异,但它大致提供了一个正常的范围标准。体重指数评分为 18.5～24.9 分被视为在"正常的范围"。

测量体脂肪率最好也是最简便的方法之一,是使用一个有生物电阻抗的电子机器。这听起来让人觉得有点玄乎,但它实际上是一个相当简单的方法。将电流(不用担心,你不会感觉到!)通过身体,机器测量电流通过所需要的时间。因为相比脂肪组织,肌肉组织是一个更好的导体,所以能测量体脂率。这些将在本书中作详细讨论。

除了产生雌激素,这些异位病灶还可以分泌其他的化学物质如前列腺素。前列腺素是一组可调节疼痛感觉的天然成分,由子宫内膜及身体的其他一些组织释放。在通常情况下,子宫内膜分泌的前列腺素很快会通过阴道排出体外,而异位病灶分泌的前列腺素却没有排出的通道。没有其他的释放通道,这些激素只能留在身体内,继而带来不好的影响,包括肿胀、增加或降低肠道蠕动(肠易激综合征)、干扰正常生殖周期等(图1-1)。

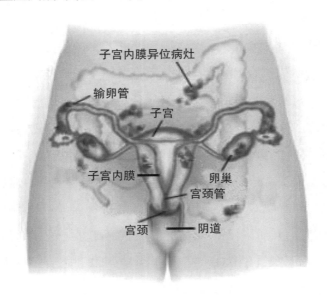

图1-1　子宫内膜异位症

子宫内膜细胞通过输卵管进入腹腔并在子宫外种植称为子宫内膜异位症

美国生殖医学学会将子宫内膜异位症分为 4 期,你可以从你的病历卡上确定你是否被诊断为子宫内膜异位症[3]。

Ⅰ期　Ⅰ期子宫内膜异位症病情是最轻的,这意味着子宫外有孤立的子宫内膜异位病灶的生长。Ⅰ~Ⅱ期是腹膜种植型。腹膜是由细胞、血管和淋巴管网组成的一层浆膜,它覆盖在腹腔、盆腔及脏器表面。

Ⅱ期　Ⅱ期子宫内膜异位症被认为是较轻程度。如果发现腹膜上有几个小的异位病灶,或几个小面积瘢痕组织或粘连形成,医生即可明确诊断。

Ⅲ期　这一阶段被认为疾病处于中等程度的病变。异位病灶可深可浅。同时发现明显的瘢痕组织或粘连。通常情况下,Ⅲ期子宫内膜异位症患者可表现一些躯体症状。Ⅲ~Ⅳ期患者通常合并有卵巢巧克力囊肿——囊肿内含有陈旧性的出血,因此呈深褐色的外观(也称为子宫内膜异位囊肿)。

Ⅳ期　这是子宫内膜异位症最严重的阶段。这一阶段的患者往往有许多或浅或深的种植灶,还有大面积的粘连。在这些患者中,严重的盆腔疼痛和生育能力降低很常见。这个阶段通常有深部浸润型子宫内膜异位症(DIE),累及到一些盆底组织如宫骶韧带(支持并连接骶骨和宫颈的韧带)、道格拉斯窝(在阴道上方直肠乙状结肠和子宫颈之间)、阴道顶端、直肠和阴道的组织之间、直肠乙状结肠、盆腔侧壁、卵巢、输卵管和膀胱等。当子宫内膜异位症的浸润变深,异位病灶受到血液中生长因子的调节,生长就更加难以控制。

子宫内膜异位症是什么样子的?

像人类一样,子宫内膜异位症病灶形态表现各异,形状、大小、颜色各不相同。五花八门的表现和不同的颜色可以反映子宫内膜异位症疾病发展的不同阶段。早期子宫内膜异位症(在它形成瘢痕组织前)看上去是透明的、粉红色的或红色的病变。不幸的是,因为它们狡猾的伪装,即使做医学检查如腹腔镜检查(更多内容后面详细讲解)时,也可能不那么容易被识别。如果已经患病很长一段时间,则异位病灶往往是棕黑色的,或者更晚阶段,变成白色的(后面你会明白为什么)。一些女性可以见到多种不同类型的病灶同时存在(图 1-2)[4]。

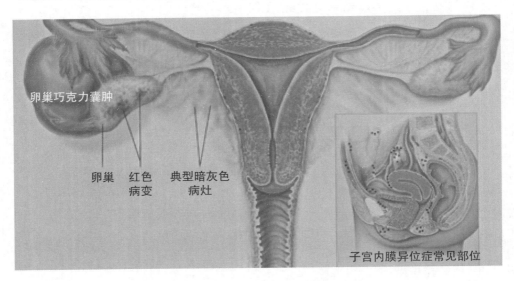

图1-2 子宫内膜异位症

子宫内膜异位症的发生是由于正常位置的子宫内膜游离到子宫外造成的

因此,异位病灶的外观是多种多样的。下面列出了不同的表现形式:

红色异位病灶

这些异位病灶是红色的,因为它们充满了小血管。就相当于人类正在蹒跚学步的孩子一样,这些新鲜的异位病灶生长最活跃,并且成为导致受影响的区域发生疼痛和肿胀的主要原因。它们同样有一个非常活跃的雌激素自分泌功能。这往往出现在子宫内膜异位症的初期阶段。它们就像水疱(虽然水疱是白色的)。我确定,你现在能够想象为什么它们会导致不适:就像脚底有个水疱刺激导致疼痛一样。这种异位病灶在年轻女性中是最常见的。

透明异位病灶

它们看起来也像小水疱,在子宫内膜异位症的早期阶段很常见。它们没有血管,因此看上去是透明的。你可以想象,这些病灶很难检测得到,这可能是为什么这么多女性经过辅助检查如超声后仍不能确诊的原因之一。

黑色异位病灶

渐渐地,异位病灶变成黑色,生长及侵袭能力减弱,它们分泌激素和化学物质的能力几乎丧失。这一时期,瘢痕组织开始出现,阻断了血管,因为沉积了陈旧血液中的含铁血红素,因而看上去是黑色的。这些异位病灶也被称为粉尘烧伤病灶,在年纪较大的女性中常见。

白色异位病灶

随着时间的推移,身体吸收了异位病灶内的黑色物质,留下一个厚厚的白色瘢痕。白色组织表示有深部浸润的存在。浸润越深,疼痛越厉害。尤其是当感觉神经受到侵犯,特别是子宫骶韧带(子宫的主要韧带之一)或肌纤维增生时,疼痛更加严重。

　　大多数子宫内膜异位症病灶质地薄而面积小,直径在 1～2 毫米。但当子宫内膜异位症进展到 Ⅲ、Ⅳ 期的时候,还可以长出另一种更大的肿物——卵巢巧克力囊肿。

卵巢巧克力囊肿

　　囊肿指的是一个内里含有液体的空间。可惜的是,卵巢巧克力囊肿并不像它的名字一样,里面充满巧克力(这可能让你觉得很美味),而是陈旧的血液。这些都是卵巢内较大的子宫内膜异位症病灶。可能有几厘米大小,里面含有暗褐色的液体。卵巢巧克力囊肿发生在子宫内膜异位症的后期发展阶段。如果有卵巢巧克力囊肿的存在,就意味着子宫内膜异位症已经在你的体内存在了很多年。医学术语称为"卵巢子宫内膜异位囊肿"。

　　什么是激素? "激素"一词来源于希腊词,意思是"敦促"。恰如其名,激素在血液内运行以触发身体的活动。生殖激素,包括雌激素和孕激素,控制女性月经周期和妊娠。

　　什么是雌激素? 这是一组激素的总称。大多数健康专家使用"雌激素"这个术语来概括所有的雌性激素。为了简单起见,我们也只使用雌激素一词以代替。

　　什么是排卵? 这是女性生殖周期中的一个阶段,卵子作为卵泡被卵巢释放,然后进入输卵管。这通常发生在月经来潮前 14 天(从月经开始的第 1 天开始计算)。

　　什么是孕激素？　这是卵巢和肾上腺制造的一种激素,用以促进子宫内膜在被称为"黄体期"的月经后半期生长,并使之为怀孕作准备。它在调节月经周期上起着重要作用。它能改善情绪,预防某些癌症,并减少或预防骨质丢失(骨质疏松症)。

　　什么是脑垂体？　它位于下丘脑下方大脑底部的位置。这个腺体控制着全身多个重要器官产生激素,包括睾丸、卵巢、肾上腺、甲状腺等。

子宫内膜异位症的病因是什么?

　　主要影响育龄期的女性。典型的子宫内膜异位症患者被描述为三十多岁,因潜心事业而推迟生育的女人。虽然我们知道这不是真相,但这种说法仍然存在。相反,实际情况可能是,一个女性直到担心生育成了问题的时候,才发现自己患有子宫内膜异位症。这就是为何子宫内膜异位症患者的平均年龄在30~36岁。

　　我多么希望我能了解,但目前仍然不知道,究竟是什么原因导致了这个神秘疾病的发生。对于许多女性来说,这听起来真是令人难以置信。不过,相关研究正在进行,并且已经提出有几个可能:

遗传假说

　　它说的是子宫内膜异位症开始于胚胎形成时期。那时,年轻的子宫内膜发生了迁移。到达青春期后,这些细胞开始生长。有证据表明,细胞植入和早期子宫内膜细胞的生长并不需要雌激素和孕激素[5]。直到青春期,受到这些激素的刺激,疾病会发生进展[6,7]。患者的一级亲属(母亲或姐妹)患子宫内膜异位症的概率高达 9 倍,也可能更加严重。这可以解释为什么子宫内膜异位症有家族倾向性。

雌激素过量假说

在子宫内膜异位症的发展方面,雌激素过量学说很受推崇,这也可能是发病的原因之一。许多患子宫内膜异位症的女性都是体内雌激素过量,孕激素水平相对不足,从而导致激素水平不平衡。雌、孕激素平衡对于维持激素和生殖健康是必不可少的。雌激素过量可能是环境毒素影响的结果,身体的解毒系统被削弱,导致不能迅速恢复激素平衡。这种雌激素过量会导致子宫内膜异位症发生、发展,唯有通过有效的、有策略的健康管理才能使雌激素恢复平衡。这一理论也支持下面谈到的化生假说。

化生假说

简单来说,就是一个正常细胞在周围环境条件作用下转变为异常细胞,有点像变色龙。这个假说的主要内容是,机体细胞在某种特殊环境影响下,可以改变结构和功能成为子宫内膜细胞[8]。比如,青春期雌激素激增或暴露于环境中的外源性雌激素时,可以引发上皮化生。许多食物及其包装中均发现有外源性雌激素。它们和天然雌激素结构类似,故可被人体误认为是雌激素。这意味着,人体会把它当作雌激素而发生反应。结果,会导致循环雌激素增加,破坏与孕激素的平衡。这一理论的基础基于一个有趣的发现,在使用雌激素治疗前列腺癌的男性患者的膀胱中发现子宫内膜碎片[9]。我会在本书第二部分对此进行详细讨论。

什么是外源性雌激素？ 外源性雌激素是在杀虫剂、燃料、药物和聚碳酸酯塑料瓶与食物容器中发现的合成化合物。它们有类似于雌激素的激素活性，可能被身体识别为天然的雌激素。避免接触外源性雌激素对于女性健康有积极的影响。我会在本书第二部分对此进行详细讨论。

月经本身的影响

月经周期短（少于 21 天）和出血时间长（超过 7 天）的女性，患子宫内膜异位症的风险将增加 1 倍[10]。

现在，女孩们月经初潮的年龄越来越早。这导致女性面临月经的问题时间延长，更多使用卫生棉条和环境中的合成激素如避孕药。让人担忧这会不会导致子宫内膜异位症发生率上升。虽然在目前这仍只是一个假说，我相信它是一个值得关注的原因，需要更多研究证实。

延迟生育

"延迟生育"是当下一个有争议的话题，撇开女权主义者不说，它可能对子宫内膜异位症进展有重要影响。在孕期和哺乳期分泌的激素对子宫有保护作用，并使月经暂停。这反过来又减少了女性一生中月经的次数[11]。但如果生育被延迟（定义为三十多岁或更大年龄），加之月经初潮年龄小，月经周期短，那么发生子宫内膜异位症的概率会更高。这表明推迟生育有增加子宫内膜异位症的可能性。有些女性，直到她试图怀孕，才发现自己不孕或患有子宫内膜异位症。有可能在此之前子宫内膜异位症已经存在了较长时期，而且对生育造成了不良影响。这是一个非常微妙而棘手的问题，我会在后续章节作更详细的解释。

经血逆流学说

在子宫内膜异位症发病机制方面，目前最受临床支持的学说是桑普森博士（Dr. Sampson）在90多年前提出的经血逆流学说[12]。虽然W. W. 罗素（W. W. Russell）早在1898年已经描述了子宫内膜异位囊肿，而桑普森博士作为一个妇科医生，对子宫内膜异位症进行了系统的研究，并于1921年提出这一概念，指出这可能是由于经血逆流引起的。这一学说也被称为"种植假说"。这一学说认为，子宫内膜异位症是由于子宫内膜组织经输卵管异常蠕动逆流入盆腹腔形成。经血逆流在几乎所有女性身上都有发生，但在患有子宫内膜异位症的女性中症状似乎更严重。血液流通不畅，不能经宫颈及时排出，均和经血逆流的发生相关，输卵管间质部肌张力异常也是原因之一[13]。卫生棉条的使用可以干扰经血自由排出，被认为与此学说相关。

淋巴转移

部分子宫内膜组织可以经由淋巴或血液循环系统播散。这不能解释为什么子宫内膜组织出现在腹腔内，但可以解释为何有时它会出现在一些非常罕见的地方，如指甲——这是真的，我没有和你开玩笑[14]！

免疫功能弱化

一个虚弱的免疫系统也会造成重大的影响。目前还不确定这是子宫内膜异位症的症状还是病因。免疫系统将异位的子宫内膜视为一种威胁，作为自我保护的手段，通过在该区域刺激炎症反应，力图消灭内膜细胞。由于子宫内膜异位症长期存在，这导致免疫系统认为它在不断地受到"攻击"。因此，免疫系统会变得过度劳累并且日益虚弱。这一理论还指出，患有子宫内膜异位症的女性免疫系统在月经期清除"内膜碎片"的能力较差，从而导致子宫内膜异位症的播散[15]。免疫防御功能被削弱，也可以是由于慢性应激反应①、饮食差、营养缺乏和消化不良等原因引起。在本书第二部分我们将进行更详细的讨论。

在所有的假说中，子宫内膜异位症都被视为是一种进展性疾病，如果没有好好加以控制，它会从最轻微的阶段开始，逐渐发展并加重。这可能与基因遗传及推迟生育导致的月经频次增加有关，导致病情发展，但这并不能清楚地解释最初它是如何发生的[16]。虽然子宫内膜异位症和激素异常有关，我觉得这个病实际是由很多种因素混杂在一起引起的，治疗要有效，就需要解决每一个可能的病因。例如，单一遗传倾向可能不足以导致子宫内膜异位症的发展，但是如果患者暴露于环境危险因素中，如异种雌激素、二噁英等，就可能出现问题[17]。在本书中我将谈到如何用自然的方法来解决这些问题。

子宫内膜异位症的症状有哪些？

子宫内膜异位症如此令人着迷但又令人沮丧的是，患者症状和疾病的严重程度不相符。一些严重的子宫内膜异位症患者可能没有任何不适，而另一些轻、中度的患者却可能痛不欲生。有些人可能没有任何症状，而有些人则有多种严重的症状如月经过多、肠道症状、膀胱症状、抑郁和易疲劳等。这些症状仅仅反映了身体里哪些地方有子宫内膜异位症。

你现在可能会有点明白了，为什么准确诊断和估计子宫内膜异位症，估计子宫内膜异位症患者数量是如此之困难。

① 应激反应指机体突然受到强烈有害刺激（如创伤、手术、失血、感染、中毒、缺氧、饥饿等）时，通过下丘脑引起血中促肾上腺皮质激素浓度迅速升高，糖皮质激素大量分泌。——译者注

疼痛

95%的子宫内膜异位症患者会经历月经期疼痛,或者整个周期疼痛[18]。疼痛是提醒身体进入愈合修复的一个自然反应,但有时候这种反应是错误的。触发这个反应会使免疫系统在病灶周围释放化学物质,包括前列腺素 1（PGE1）。一旦到达那里,它们就在病灶周围建立一个保护层包围它,就像汽车安全气囊一样。这反应还会导致该部位肌肉紧张。所有这些都可以刺激神经末梢,导致更严重的疼痛。

如前面提到的,其他引起疼痛的原因可能是由于粘连所致(器官粘在一起)。我的患者也把这感觉描述为一种"拖拽的感觉"。子宫内膜异位症的疼痛和正常的经期疼痛完全不同。它使你身体虚弱,干扰你的日常工作和生活。周期性的疼痛使人在精神和身体上都倍感疲惫。

当身体放松时,它可以通过释放一些物质如天然止痛剂来对抗这种疼痛。这种物质被称为"内啡肽"。然而,任何程度的疼痛体验都会让人感到不安,这让我们感到紧张,压力倍增。

在本书第二部分,我们将看到,选择合适的食物对于减轻炎症具有强大功效,由此可以缓解疼痛。

疼痛是主观的,这里有一些关于疼痛如何发生的例子。

严重的盆腔疼痛和痉挛

这种疼痛可以是独立的,或者发生在排卵期,当卵子从卵巢游走到输卵管时(通常为月经前 14 天)。子宫内膜异位症在排卵期或经期的疼痛一般在同一个部位。患者一般把这种痛苦描述为一种"拖拽的感觉"或"绞的感觉"。

性交痛

从医学角度来说是指性交疼痛。这对医生诊断子宫内膜异位症是一个相当重要的提醒。64%的子宫内膜异位症患者有这个症状[19]。除了身体上的不适，女性对于不能很好地享受性生活会感到抑郁和愧疚。尤其在现代社会，媒体会给女性一个暗示，如果你不是一个性感女神，你就是一个失败者。疼痛的位置可能相当深，在某种特定的姿势疼痛可能会加重。

有意思的是，身体在放松时刻如性生活时，释放的化学物质也能够缓解疼痛。性生活时如何能体验到快感也是一个问题。

经期腹痛

这个词用医学术语来说，就是"痛经"。它与子宫内膜异位症病灶内局限性的内出血有关。疼痛通常持续几天的时间，甚至从月经来潮前就开始疼痛。这几天也会表现腰骶部的疼痛。这可能是因为中、重度子宫内膜异位症造成的器官间的粘连，对腰骶部的骨骼和肌肉带来的额外压力所致。

出血

经间期点状出血

这可能发生在月经周期的任何时间，可能是鲜红色或暗红色的出血。我的许多患者告诉我，她们在月经结束后或开始前有3～4天的点状出血。这是由于激素水平波动导致的。异位病灶内产生如此多的激素和化学物质，发生出血也并不奇怪。

经血过多

子宫内膜异位症患者在月经期经血量多是常见的，甚至可以有血凝块。经期外的大出血并不常见,需要医生排除其他病因。

月经周期不规则

出血时间超过 5 天,或月经周期不规则是激素水平异常波动的结果。

月经期有大血块

产生天然化学物质被视为对疼痛和炎症的保护性反应,可以导致血液凝固和增加血流。

肠道出血

虽然肠道内的子宫内膜异位症病灶是不常见的,然而重要的是,需要在医生那里排除其他因素引起的肠道出血,才能确定是子宫内膜异位症引起的出血。

膀胱和肠道症状

肠道症状

肠道子宫内膜异位症病灶在中、重度子宫内膜异位症患者中常见。据报道,84%子宫内膜异位症患者有不同程度腹部不适症状,病灶会导致疼痛并干扰肠道正常功能[20]。免疫系统反应产生的前列腺素同样会影响消化系统,可以导致痉挛、排便疼痛、便秘、腹胀、腹泻或恶心。由于内脏的健康与人的精神是如此密切相关,子宫内膜异位症患者过度紧张的话亦会导致肠道功能紊乱。内脏有时被称为第二大脑(它和大脑有相同的神经受体,当大脑紧张时,它也能感受到),所以,子宫内膜异位症同时也影响消化系统的健康。有关子宫内膜异位症与内脏更详细的内容参见本书第二部分。

膀胱症状

当子宫内膜异位症病灶侵及膀胱壁,或膀胱与周围脏器发生粘连的时候,患者可能有膀胱不适的症状。这使本来非常简单的排尿变成一项让人很不舒服的任务。再强调一次，一定记得让你的医生检查并排除其他疾病，因为这也可以是其他疾病的症状，如尿路感染。

其他症状

免疫力下降

子宫内膜异位症患者的免疫系统被削弱[21]，这到底是子宫内膜异位症的症状还是发病原因，目前还不明了。

生育能力下降或不孕

这部分应专门写一本书详述。在本书第二部分中，我将生育能力下降及不孕分别进行了更详细的描述。子宫内膜异位症患者多合并有不孕不育，当然也不是每位患者都有。相反，许多患有子宫内膜异位症的女性很容易受孕，但一些研究表明，合并子宫内膜异位症的女性比没有患病的人群可能需要更长的时间才能怀孕，而干预并非是必需的[22]。

子宫内膜异位症常被视为引起不孕的原因，而事实上还有其他因素同时影响女性受孕。在一项设计完善的研究中，令人印象深刻的是，80%患有子宫内膜异位症的女性在腹腔镜术后怀孕了，她们没有其他不孕的因素[23]。合并卵巢巧克力囊肿的女性可能会生育能力下降（指生育能力受损或较差，而不是无法修复或永久性的破坏）。因为囊肿使输卵管形状扭曲，导致手指状的输卵管伞端取卵困难。不过当囊肿被切除后，输卵管恢复到正常形态，输卵管通液①提示通畅，生育率会有显著的提高（研究发现57%的患者在术后6~9个月内怀孕）[24]。

----

① 输卵管通液是利用亚甲蓝液或生理盐水自宫颈注入宫腔。再从宫腔流入输卵管，根据推注药液时阻力的大小及液体反流的情况，判断输卵管是否通畅。——译者注

已经证实,存在于食物和周围环境中的外源性雌激素可干扰体内天然孕激素的生成和利用。这些化合物干扰这一过程,就打破了子宫受孕所必需的激素平衡环境[25]。研究发现,这可能是受孕能力下降或者发生流产的原因之一[26]。

抑郁/情绪低落

研究表明,子宫内膜异位症患者经前期紧张综合征发生率升高,症状主要包括抑郁、情绪低落、乳房疼痛和易激惹等。

这可能与雌激素水平异常有关,但也可能是受到子宫内膜异位症带来的焦虑和烦恼影响所致。雌激素水平与"让人感觉良好"的血清素密切相关,而血清素会因轻度抑郁而分泌减少。这就容易理解了,为什么患有慢性疼痛疾病的患者经常合并抑郁。患者的疾病进展和躯体症状使她痛苦不堪[27]。被明确诊断的患者发生抑郁的概率更高。

疲劳

疲劳是非常主观的,而且很难确定在日常生活中什么是"适度疲劳",什么又是"过度疲劳"。令人惊讶的是,87%的子宫内膜异位症患者会抱怨自己疲惫不堪,精力不足;这超高的发生率表明这绝不仅仅是一个巧合[28]。

患者可有种种不同程度的表现,从极度的疲惫感、莫名的疲倦,到持续或间歇发作的嗜睡。目前还解释不了为什么子宫内膜异位症患者经常感到如此疲劳。这可能是由于身体处于疾病状态,免疫系统被"激活",所有的能量都集中在需要治疗的区域。如果这是一个持续的状态,能量供应身体其余的部分就会减少。疼痛本身又让人疲于应对。即使去除其他因素,当压力、焦虑和疼痛一起持续干扰正常生活时,疲劳就更容易发生了。

偏头痛

最近研究表明,子宫内膜异位症患者较正常女性患偏头痛的可能性要高出 2 倍[29]。偏头痛的频率及程度与子宫内膜异位症的严重程度无关,但研究人员发现子宫内膜异位症患者发生偏头痛的年纪比普通人要早,16.4 岁对 21.9 岁[30]。目前对于子宫内膜异位症和偏头痛之间的关系仍不明了,两者之间可能有一些生化介质相关联。有可能是子宫内膜异位症分泌的前列腺素 1(PGE1)造成的偏头痛。已证实,一氧化氮合成增多可能在偏头痛和子宫内膜异位症之间起一定作用,但两者之间的关系需要进一步研究。

症状,特别是疼痛,不只是子宫内膜异位症的直接结果,更准确地说,应该是子宫内膜异位症确切存在,以及这种病症被启动发作的结果。我觉得这些情况不但可以控制,而且通过手术切除子宫内膜异位症病灶,联合自然管理修复损伤是可行的。通过这些努力,希望能重新建立激素平衡,从而更好地支持免疫系统和生殖系统。

什么是一氧化氮? 一氧化氮是一种天然的和人体必需的化学物质。当免疫系统虚弱的时候,它会过量生成。

如何诊断和治疗子宫内膜异位症?

对子宫内膜异位症的诊断往往是比较困难的。部分原因是因为没有可靠的血液检测指标可以使用,甚至连最常用的超声方法也可以误诊。唯一能确诊的方法是腹腔镜检查,因为这一精确的过程基本没有遗漏诊断的可能。从我的经验来看,大多数患者是通过腹腔镜检查来明确诊断的。根据个人经验和专业知识,我认为,患者可以要求做任何她自己觉得需要做的检查。我最重要的忠告就是：相信你的直觉。如果你觉得有什么不对的话，那就自己争取去找到答案。不要轻易放弃！

腹腔镜手术

腹腔镜手术是外科微创手术。通过一个肚脐上方的切口放置腹腔镜。另外，在耻骨的正上方有 1～3 个 5 毫米小切口。这是目前准确诊断子宫内膜异位症的唯一方法。可以确定病变部位、性质（如卵巢巧克力囊肿）和严重程度。一般情况下，如果检查性腹腔镜发现子宫内膜异位症，那么需要做进一步的腹腔镜手术，以尽可能多的切除异位子宫内膜病灶。为了避免二次手术，你可以要求你的医生在手术中一次性切除病灶，尽量不做二次手术（有时这是不可能的）。

我完全支持手术切除子宫内膜异位症病灶作为一线防御措施来遏制或去除疾病。它为用自然方法去实现和维持激素平衡提供了可能。有证据表明，女性会在手术 6 个月后感觉到最佳的效果。有趣的是，最初的 3 个月内，患者会觉得手术与否没有什么区别。也许这是因为身体需要时间修复手术造成的创伤[31]。研究表明，70% 的患者在手术以后疼痛缓解。在一项研究中，56 名子宫内膜异位症患者中有 45 名（80%）合并不孕者术后怀孕[32,33]。

腹腔镜手术包括使用激光或电凝（高温）去除或灼烧子宫内膜异位症病灶。该手术一般需要全身麻醉，只需要一个通过肚脐的小切口，和另一个位于双侧髋骨附近的小切口以检查卵巢及输卵管。气体（二氧化碳）被用来形成气腹，使手术者拥有更好的视野。手术后的少量气体可能会残留在患者体内，并导致不适。最常见的症状是肩膀疼痛，这是一种气体积聚在膈肌下引起的反射性疼痛。

激光或电凝技术可以很好地去除卵巢巧克力囊肿。外科医生刺破卵巢巧克力囊肿，以去除里面的液体（陈旧的血液）。粘连也可同时松解，但有进一步形成瘢痕组织的风险。为防止这种情况发生，有些外科医生使用防粘连膜隔离器官，使它们相互不会碰到。

腹腔镜检查也可发现腹腔其他部位的子宫内膜异位病灶,如小肠和阑尾的表面。外科手术切除深部浸润型子宫内膜异位症通常会取得良好的远期疗效,达到缓解症状的目的。由于深部浸润型子宫内膜异位症通常累及到盆腔的一些重要器官,妇科医生还必须有经验、有能力完成肠道、膀胱和输尿管的手术。

一个类似于激光腹腔镜的新技术是等离子的应用。使用氩气中性等离子能量,这是俄罗斯航天技术的附加产物,与二氧化碳激光器效果相同。有关这方面的更多信息见等离子手术的应用。

在手术后照顾好你自己

如果你选择手术来治疗你的子宫内膜异位症,那么要确保术后你能得到足够的休息。通常你只需要在医院里住 1 天,但需要 1 周的时间来恢复。重要的是让你的身体在手术后有充足的休息时间。喝大量的液体,尽可能多的睡眠,多吃蔬菜和水果,为促进恢复提供足够营养。采取多种高能并含有抗氧化剂的饮食(见本书第四章)来加速身体愈合,让手术疗效最大化。维生素 E 和玫瑰果油是优良的祛疤产品。净化和营养饮食一般在手术后的 1 个月开始。

螺旋热凝器

原理来自用氦束加热病灶,作用于子宫内膜病灶的表面,并使其干燥。干燥的组织随即被身体吸收而不会形成瘢痕组织。但是这个方法受到批评,说研究人员没有发布试验和临床疗效数据,无法证明它是否真的这么有效。

超声

小的子宫内膜异位症病灶不能被超声发现。这是因为子宫内膜异位症病灶很薄,很难被超声从盆腔表面发现。卵巢巧克力囊肿是个例外,它在超声下囊内液有颗粒感,和其他囊肿超声下的表现不同。

你的身体你做主

如果感觉到身体疼痛,这些症状已经成为影响你生活的一个问题,而且其他的检查治疗都没有效果,那么,不要管你的家庭、朋友或医生怎么说,你都应该做进一步的检查。你可能没有子宫内膜异位症,但是,要相信你的判断力,行使你的权利,你应该知道你的身体正在发生什么。

虽然让每一个抱怨盆腔疼痛的女孩或女人进行腹腔镜检查是不合适的,但明确诊断又是必要的。做选择的永远是你自己,你需要评估手术的好处,与你感觉疼痛的程度相比,手术是否值得去做。

子宫切除术

这也许是治疗子宫内膜异位症最终极的方法,值得庆幸的是,它的使用率不那么高(虽然说仍然太普遍)。在这种情况下,通常是将子宫和卵巢一起切除。一旦卵巢被切除,女性就像一夜之间突然进入更年期。与自然绝经激素水平随时间缓慢下降相比,手术切除卵巢带来的更年期改变对身体是一个巨大的冲击。

Omega－3 脂肪酸的重要注意事项：如果你打算做手术，研究表明[34]，Omega－3 脂肪酸 EPA，在手术前 5 天服用，可以产生积极的影响。如减少术后炎症反应、减少感染、改善伤口愈合和缩短恢复时间等[35]。

雌激素水平骤然下降是发生骨质疏松症的一个危险因素。卵巢切除的女性可能会需要激素替代疗法（HRT）来缓解症状。比如用爱斯妥或雌激素皮肤贴剂，每 6 个月更换；又或者用雌激素植入剂，这些治疗都不会造成疾病复发。然而，与孕激素联合的激素替代治疗将促进体内子宫内膜异位症复发，要慎用。

干细胞研究

干细胞技术及其在子宫内膜异位症治疗中的潜在作用是目前妇科研究的热点和难点[36]。子宫内膜的生长和退变随月经发生周期性的变化。某些子宫内的细胞（干、祖细胞），被认为具有这种再生能力，但它们同时也可能导致子宫内膜异位症发生。另一种类型的干细胞（间质干细胞），也被认为参与了子宫内膜异位症的发展。最近发表的研究已经确定，子宫内膜中的万能干细胞，在组织工程和再生医疗中具有重要作用[37]。研究认为，通过分离这些不同类型的干细胞，可以进行高效率的个体化治疗和控制子宫内膜异位症。这是一个方兴未艾的新领域，相信未来会备受瞩目。毫无疑问，干细胞治疗将在 10 年后成为子宫内膜异位症的一线治疗。如果不是这样，我会非常惊讶。

子宫内膜异位症药物治疗

避孕药

避孕药由雌激素和孕激素组合而成。它让身体认为自己是处于怀孕期。每个月的月经不是一个真正的月经,而是由于激素定期撤退的缘故。这种方法已被证明可以缓解子宫内膜异位症的症状或延缓病情的进展,但这只是表面上的,机体的问题依旧存在。如果停用避孕药,症状会再度出现。避孕药会有一些不良反应,如头痛、腹胀和营养不足。有时会用大剂量的避孕药来止血,但这可能引起更严重的不良反应,如呕吐、血栓、性欲低下和抑郁等。

孕激素类药物

这种药物只使用一种合成孕激素,它同样让身体认为自己是处于怀孕期。药物的不良反应包括恶心、体重增加、乳房胀痛和乏力等。

达那唑

和其他所有激素治疗一样,达那唑不能治愈子宫内膜异位症。达那唑只是暂时抑制子宫内膜异位症病灶的生长和发展,所以疾病可在治疗结束后复发。这是治疗子宫内膜异位症的一个重要药物,它的成分是一个合成的类睾丸激素。它可以抑制排卵,所以可以抑制子宫内膜的发育或增厚,抑制子宫内膜的种植,并使它们萎缩。达那唑通常是口服的,但也有带药的阴道环,可以减少药物的不良反应。这种不良反应很常见,也可以非常严重,包括情绪波动、头晕、头痛、性欲增加、面部毛发增多、痤疮和体重增加等。

促性腺激素释放激素类似物（GnRH-α）

这是一类合成激素，可以经鼻吸入、皮下或肌内注射。它通过抑制卵巢产生激素，使体内的雌激素水平降低，从而让身体进入一个暂时的更年期。雌激素水平的下降已证实可使异位病灶萎缩。但治疗的代价是，通常使用者会出现更年期相关症状，如阴道干涩、情绪波动、骨质丢失、失眠、潮热和头痛等。

妊娠

将妊娠列为治疗方法可能并不恰当。我可以告诉你有多少女性被医生告知通过妊娠可以缓解病情，包括我自己。这个方法与单用孕激素类药物是相类似的，将会出现一段时间的闭经，从而达到缓解症状及延缓疾病进展的目的。

患者通常被建议在外科手术后的短时间内怀孕，以提高他们的受孕机会。这根本不适合所有人，导致有一些女性害怕她们错过这个机会。接下来我将进一步阐述受孕的时机。如果你和伴侣计划生育孩子，这可能是一个美妙的结局。但就一种治疗而言，它会是暂时的吗？一旦哺乳结束，症状可能会复发，你可能有一个相当长期的副作用（孩子！）。除非你改变你的生活方式及饮食习惯，以保持激素的平衡，那才是真正长远的治疗。

子宫内膜异位症的平均确诊时间为 11 年。部分原因是一些妇科医生缺乏对于子宫内膜异位症的深入了解，也因为患病的女性通常把疼痛和不适作为接受月经的一部分。妇科医生的专业知识也在改进，如果患者更自信，相信自己的身体，当觉得身体不对劲的时候就去看病，那么，获得正确诊断的速度可以更快、更容易，也更少情绪化。

结语

对子宫内膜异位症的研究在过去的 10 年间已经取得了辉煌的进展，特别是在外科手术上。伴随着每一个发现，我们一步步更加接近谜底，回答这个神秘疾病"是什么、为什么和怎么办"的问题。

在我看来，采取综合疗法来治疗子宫内膜异位症是必不可少的。研究表明，传统正规的治疗，如避孕药、促性腺激素释放激素类似物或达那唑，虽然在短时间内能明显缓解部分患者的病情，但这只不过是在伤口上贴了一块创可贴。因为子宫内膜异位症确切的发病原因在现有医疗条件下仍不能阐明，几乎所有患者都会复发。药物的不良反应让患者感觉更糟糕，并对她们的健康产生影响。

我不执着于任何特定的医学体系，我所信奉的哲学是"得到真正的好"。我强烈支持采用综合疗法来控制子宫内膜异位症，将每个患者作为一个整体进行研究和调查（从机体、思想和精神上），包括她生活方式的方方面面。通过综合治疗来恢复健康及激素平衡。

外科手术，如等离子或激光烧灼术可以为我们的身体创造一个神奇的状态，让它重新获得愈合的能力，然后通过天然药物进行治疗。我的目标是帮助女性了解子宫内膜异位症的知识，并发现身体卓越的修复能力。如此，你可以获得更深远的影响，来维持长久的健康生活。

第二章

为什么饮食与生活习惯对于控制子宫内膜异位症至关重要

人体的疾病都是通过身体这个整体表现出来的,当身体的一部分失去平衡时,机体就出现疾病了[1]。

既往的经验智慧和现代医学研究告诉我们,营养对控制子宫内膜异位症起着重要的作用,而且是决定性的作用。没病时,身体就像状况良好的机器在自行运转,你感觉不到它的存在。但是,如果患上子宫内膜异位症,情况就大不相同了。

2010 年子宫内膜异位症防治指南明确指出,饮食与生活习惯对子宫内膜异位症的管理是至关重要的:

子宫内膜异位症是育龄女性常见疾病,有时会令人痛苦不堪。应当通过生活习惯调整、药物及医疗服务等综合手段限制子宫内膜异位症对日常生活和生育功能的不良影响[2]。

一项专门研究,选取了因中、重度子宫内膜异位症而进行保守性手术治疗的患者作为研究对象,观察饮食对于术后控制子宫内膜异位症症状效果如何[3]。结果表明:营养疗法(食物及营养品)在改善患者疼痛和提高生活质量方面,比起术后使用激素类药物控制症状,疗效更佳。

200 多年前,大多数英国人是农民,他们吃的是自己生产的食物。虽然说是几百年前,但从我们人体的生理角度来讲,就好像只是昨天而已。两个多世纪的工业化,使我们的食物发生了巨大变化,饮食结构也经历了急剧转变。然而,我们的身体却跟不上急剧发生的环境变化,仍然保持着相对原始的状态。

我们要求自己能够追上这些差距。总的来说,我们的体力活动越来越少,静坐的时间越来越长。尽管我们炫耀自己在健身房里花了多少多少时间,但这根本不能与你自己去寻找食物的运动量相提并论。我们消费了比以往任何时候都多的快餐食物、化工生产的脂肪、让人眩晕的"鸡尾酒"式的人工添加剂和毒素,但我们获得的营养却越来越少了[4]。

我自己是临床营养师,这里,用"我们"这个词,是作为健康理念而言。我们知道现代社会最典型的组合模式是:忙碌的生活 + 年轻成员组成的家庭。意味着,我们所期许的健康的要求远远达不到。根据 2010 年出版的《国家饮食与营养调查》(*The National Diet and Nutrition Survey*),我们中至少有 2/3 的人不能满足 1 天摄入 5份蔬菜和水果的要求。而按照一些专家的看法,1 天 5 份蔬菜和水果仍远远不能满足我们健康的需求。既然我们无法完全避免有毒和不健康的食物,那就让它摄入量变得最少。我们的食物应该是为我们提供营养,而不是消耗我们的健康。

在这一章里,我们将进一步探讨饮食与生活习惯这些因素如何影响子宫内膜异位症的发展,并给疾病康复带来不良影响。

子宫内膜异位症与饮食的关系

与营养缺乏的关联

营养缺乏的原因是没有摄入足够的正确的食物,或者是摄入了过多的错误的食物。我们身体里所有系统,包括精神上、肉体上,都需要维生素和矿物质。因此我们整个人体,在生理和心理上都会受到营养不良的影响。营养缺乏不一定意味着只吃快餐食物和碳酸饮料,有时是我们虽然吃得好,但是吃得数量不够,未能提供特殊情况下身体修复所需要的特别养分。

《迈向更健康的英国 2010》(*Towards a Healthier Britain 2010*)指出,约50%的成年人缺乏关键的营养物质[5]。研究人员指出,1/4 的女性铁摄入不足,超过一半的人缺乏抗氧化剂硒和镁。而这些抗氧化物质是保护人体关键细胞及其功能免受损伤所必需的。如果由于摄入得少导致抗氧化保护作用下降,对细胞的损伤将无法挽回,导致诸如一些内分泌系统和解毒系统的重要功能受到严重危害,以致罹患癌症和退行性疾病。

锌和镁在高度体力和脑力紧张状态下会大量消耗。子宫内膜异位症患者处于一种体力紧张状态,对营养物质的需求超过正常人。在特别紧张的时候,还有月经期,子宫内膜异位症患者会用掉一半的镁储备量。患者常常经血量过多,这也大大消耗了铁离子的储存。没有足够的铁储备,神经递质功能受到影响,继而导致注意力不集中、精神萎靡、情绪低落以及容易疲劳等。因此,通过食物补充营养十分必要。对于子宫内膜异位症患者来说,营养物质的需要量实际上更高。

当前的食物生产体系意味着我们每个人都缺乏营养。机械化农业和合成肥料导致土壤中矿物质含量不断下降,这个看法也得到无数健康和环境专家的认可,如土壤协会(Soil Association)和安得烈韦尔博士(Andrew Weil MD)[6] 非常支持这一观点。食物生产加速,结果却是质量下降。农民不再传统地"饲养"奶牛、猪、鸡,而是为了卖个好价钱将它们喂肥。市场化的关注点在于数量而不是质量,大众消费者慢慢出现超重、营养不良、健康不佳的表现。

我们也在消费越来越多的来自西方的"抗营养物质"。"抗营养物质"是指这样一些食物和产品——它们消耗掉我们身体的能量养分比能提供的还要多。这些物质包括酒精、糖、咖啡因、香烟、环境化学物质、重金属和药物等。很多现代病都是由于抗营养物质过多，而营养物质不足引起的。抗营养物质不但没有提供有价值的养分，反而需要机体消耗更多的抗氧化物去处理它们。当抗营养物质的摄入超出营养物质的储备时，就会发生炎症，导致子宫内膜异位症发展。

与糖的关联

过去的二十多年来，糖的消耗量上升了31%，有趣的是，袋装糖的销量在下降，这提示我们，糖隐形消耗在食物和糖果生产中。

像尼古丁和海洛因一样，糖对大脑阿片系统是有害的。糖和精制碳水化合物摄入过多会导致血糖升高，这对身体有害是公认的。就像药物一样，摄入越多，机体就误以为需要越多[7,8]。糖增加脂肪合成，而脂肪又可刺激雌激素产生。糖，就像酒精一样，也是一种抗营养物质，会消耗体内宝贵的维生素和矿物质。吃含糖高的食物会导致胰腺分泌胰岛素，并促进脂肪细胞的增加。当然，体重也随之增加。脂肪细胞产生芳香化酶和少量的雌激素，因此，脂肪细胞越多，产生的雌激素越多。高糖饮食与乳腺癌也有关[9,10,11]。血糖过高可使前列腺素2（PGE2）合成增加。这是一种免疫系统释放的化学物质，使已经存在的炎性反应进一步加重，子宫内膜异位症就是这样发生的。

糖也会减少肠道中的益生菌数量。由于从食物中吸取营养需要这些细菌，高糖饮食会很快导致营养不良和消化不良。它阻碍矿物质钙、铬和镁的吸收，而这些矿物质是激素正常发挥功能和能量产生必需的原料，同时铬和镁还能稳定人体血糖。这些营养素缺乏会导致血糖波动，继而导致糖尿病。高糖同时也导致了抗炎物质前列腺素类物质产生失衡，从而促进子宫内膜异位症的发生。

与免疫系统的关联

身体的免疫系统不仅仅能帮助我们预防感冒等疾病,它的重要性更在于机体愈合这一过程。为了增强治愈力,它释放一种复杂的化学物质——前列腺素,这种物质能增强或降低炎性反应。炎性反应是一种天然保护机制,它保护脆弱的组织和器官免受威胁。有时候炎性反应是异常甚至是错误的,这一过程需要消耗大量的营养,以完成修复损伤和调节炎性反应。

子宫内膜异位症患者的免疫系统常常不够强大,免疫系统里的自然"杀伤细胞"通常不能有效地运作。被看作"入侵者"的内膜碎片,不能被免疫系统所释放的化学物质破坏掉,相反地,病灶留下来了,而且游走并种植在身体的其他部位,进一步刺激炎性反应[12,13]。子宫内膜异位症患者的免疫系统通常比正常人弱,因此,为控制病程的发展,身体免疫系统的支持很重要。

内分泌和免疫系统需要很多相同的营养物质:都需要 B 族维生素(特别是维生素 B_6)、维生素 C、铁、镁、锌、硒、蛋氨酸、维生素 A 和维生素 E。以上任何一种营养素供应不足都会影响免疫功能和内分泌系统。

糖被归类为抗营养物质。这意味着吃糖的时候,身体要用它储存的有价值的营养素,如维生素 A、维生素 C 和维生素 E 去对抗糖。这些营养素对我们免疫系统里的白细胞有很高的价值。如果你的饮食中含糖过多,就会干扰这些营养素的功能。

压力太大也会抑制身体的免疫功能,使其无法达到最佳状态。压力状态下,机体释放皮质类固醇,当这些皮质类固醇持续释放时(例如在日常交通阻塞和工作压力下),它会抑制孕激素的生成,而孕激素恰恰是维持正常平衡和免疫系统防御细胞所需要的。

国立卫生院(National of Institutes of Health)和子宫内膜异位症协会(Endometriosis Association)所做的一项研究发现,子宫内膜异位症患者罹患甲状腺功能减退、纤维肌痛、慢性疲劳综合征、自身免疫性疾病包括风湿性关节炎、过敏性疾病、哮喘和湿疹等疾病的比例明显升高[14]。

与消化系统的关联

消化系统是所有的营养物质被分解、吸收，进入血液的场所，我们吃多少就吸收多少。如果这个系统不好好"工作"，产生消化酶吸收营养物质的功能就会减弱。压力会抑制食物有效分解和营养物质的吸收，也会减少益生菌数量。没有足够的有益的营养物质被吸收到血液中，激素的分泌就会变得不稳定。

如果你有消化不良症状，如腹胀、嗳气、口臭，饭后 1～3 个小时感觉非常"饱"，那么你可能存在消化酶不足。本书介绍的方法将解决这个问题。但是，如果 3 个月后你的症状仍然没有改善，你就要考虑补充消化酶了。在本书第五部分"更多帮助"中你会找到生产消化酶的公司。

没有了益生菌，消化系统的滤过吸收能力会受到影响。压力（精神和身体上）、农药、药物（如避孕药、抗生素、抗抑郁药），或者没有营养的饮食都会影响消化系统的滤过能力。这可能会使本应通过内脏排出体外的食物微粒吸收入血。免疫反应通过攻击这些外来物而被触发，炎症由此开始。这种情况也可以诱发食物过敏和不耐受，未消化的食物颗粒，以前无害的食物被吸收到血液中，都会构成威胁。免疫系统每次在食用特别的食物后会发生一个特定的反应，直到肠壁被有益的营养素修复。有研究阐明了食物不耐受与子宫内膜异位症之间的联系：子宫内膜异位症患者对普通食物和化学品似乎更容易发生过敏或不耐受[15]。如果你怀疑自己有食物不耐受或过敏，可参见附录3"食物不耐受检测"。如果证明确实有问题，我想你应该去找临床营养师咨询，或遵循后面的饮食建议，一定会让你受益。

益生菌生长失衡，会降低代谢多余雌激素所必需的酶的活力，从而造成雌性激素堆积[16]。肠道菌群失调可以使天然的酵母菌（白色念珠菌）增殖。这种白色念珠菌过度增长会附着在肠壁上,使得肠道过滤系统的情况更糟。念珠菌过度生长会扰乱机体内的激素平衡,使黄体酮不能正常发挥作用,并破坏雌激素和孕激素之间的平衡[17]。我曾在临床报告中看到很多女性并发鹅口疮,这是由于益生菌失衡,白色念珠菌过度生长所致。念珠菌感染常被当做一种疾病,事实上它是一种疾病的症状。如果你的免疫系统足够强大,念珠菌是不会增殖的,所以加强免疫力就能抑制念珠菌的过度生长。如果你怀疑自己有念珠菌感染,可参见附录5"是否念珠菌过度生长"。

益生菌在人体合成 B 族维生素中起主要作用,而 B 族维生素对降低过多的雌激素至关重要。最近的研究已证实,肠易激综合征的症状和子宫内膜异位症是相关的[18]。这一研究还表明,一个女性如果有子宫内膜异位症和肠易激综合征的家族史,那么,她本人患子宫内膜异位症的可能性大大增加。

肠道在炎症发生中所担任的"角色"

这是炎症开始的场景。随着时间的推移,渐渐地,消化系统发生营养不良,益生菌已经失去了消灭致病菌的战斗力。这就是所谓的机体生态失调。如果摄入了抗营养物质的食物到这种环境中,细菌、寄生虫或真菌就开始定居下来。这些传染病破坏了部分肠道的"滤过系统"——滤过系统将滤出的营养物质吸收进入血液,再将废物残渣通过直肠排出。感染使得肠壁发生"泄漏",以前废弃的颗粒不能滤除而直接进入血液中。结果导致免疫系统发生过敏反应,以处理它所"看到的"异物和血液中的有害物质。这种反应会引发炎症,并加重子宫内膜异位症的症状。

人体免疫系统80%的防御功能在消化道系统，因此，一个不健康的消化环境会进一步削弱免疫系统。

本书中所介绍的方法结合了肠道营养支持的食物和营养补品。如果你的消化系统功能长期慢性减退，我建议咨询一位有经验的临床营养师。英国应用营养和营养治疗协会（BANT）会提供帮助。

与排毒系统的关联

我们每个人都有自己独特的排毒系统。它从不睡觉，不分昼夜努力工作着，来清除体内毒素，确保激素的分泌和调节，恰似确保身体维持平衡的"看门人"。过量的激素，如雌激素被降解排出，从而促进激素平衡。排毒系统所产生的酶和氨基酸能代谢脂肪、蛋白质和碳水化合物。它储存和供应营养物质，产生胆汁，作用于脂肪消化和调节血糖水平。

自然疗法认为月经是消除毒素的重要时期。这是一个有趣的观点，与我在临床上看到的一些病例相吻合。许多患者在失血后毒素水平也下降了。

机体一直有效地管理着毒素的排放，除非体内毒素过多难以处理。这会导致对体内解毒或降解体内多余物质能力下降，如雌激素的降解。如果身体不能代谢自己的雌激素，它可以导致以雌激素为发病基础的疾病的发生，子宫内膜异位症和乳腺癌都属于这类疾病。

体内过量的毒素来源于酒精、毒品、高脂肪食物、高度精制的食物，比如糖，药物如避孕药。环境中的毒素来源于烟雾、农药和外源性雌激素。如果没有有益的营养素来对付这些问题,肝脏就会超负荷。如果这些毒素过多清除不了,肝功能也会受到影响。血糖波动则易疲劳、易激惹和嗜甜食。激素平衡被破坏,经前期综合征的症状,如盗汗、脱发、疼痛加重或月经失调都出现了。

皮肤,另一个主要的解毒器官,也同样受到这种困扰。废物通过皮肤的毛孔发汗和皮肤的"呼吸"来排出。如果毛孔阻塞,或皮肤"呼吸"功能减退,皮肤、头发和指甲的状况就会受到影响。这种情况出现则提示体内营养状况不佳,同时体内毒素过多。

环境中的化学物质在增加,加重了人体排出这些物质的负担。现在每天有超过 300 种环境化学物质环绕着我们[19]。

子宫内膜异位症与生活方式的关系

与环境毒素的相关性

每天,干扰激素平衡的毒素像大海一样包围着我们。它们来自我们所呼吸的空气、我们吃的食物的包装袋、我们喝的水、我们衣服上的化学物质、洗涤剂、家居清洁产品、人造香水、空气清新剂、杀虫剂和废气等。你可以想象更多,我就不一一列举了。

不用说,我们的机体不想要,也不需要这些毒素。尤为重要的是,如果日常饮食不能提供机体需要的营养素,更不用说有足够的营养素去有效地应对这些毒素的冲击。

这些化学物质有 60% 通过皮肤吸收而储存在体内。联想到激素替代疗法或尼古丁贴片就容易理解它们是如何被吸收的。如果你生活在大城市或城镇的环境中,你的身体将受到更多的化学物质的"洗礼"。

有一些我们不需要的化学物质与天然雌激素有相似的物理结构。重要的是，子宫内膜异位症患者应避免接触这些物质。这些化学物质被称为"外源性雌激素"。当体内免疫系统误以为它们是天然雌激素，允许这些化学物质进入有雌激素受体的细胞时，就会干扰雌激素的平衡。它们被称为"雌激素模拟物"。现在你明白这是为什么了。子宫内膜异位症患者体内激素已失衡，这些化学物质进入体内将造成更大的威胁[20]。

外源性雌激素中，最受关注的是化学物质二噁英。研究表明，慢性接触二噁英与子宫内膜异位症的发生和发展直接相关[21,22]。二噁英也会阻碍体内孕酮的生成和利用，扰乱雌孕激素之间的平衡，使雌激素占主导地位[23,24]。二噁英被认为能够抑制免疫系统[25,26]。一些研究[27,28]，包括美国环境保护署（The Environmental Protection Agency）主持完成的研究表明，二噁英已经成为人体的负担，我们暴露于二噁英的程度已经影响了我们的健康[29]。环境保护署列出的一个令人关注的健康问题是，罹患子宫内膜异位症可能性越大的女性，其身体应对免疫应答挑战的能力就越差。

我有幸与研究子宫内膜异位症的著名专家一起工作过，克里斯托弗·萨顿教授（英国采用激光技术治疗子宫内膜异位症的先驱）也同样坚信，人工合成物质如二噁英加剧了子宫内膜异位症的发生发展。

二噁英是工业焚烧和氧化的副产品。它们也是在含氯农药、木材防腐剂的生产和造纸过程中产生的。二噁英在环境中可以持续存在多年，可在动物的脂肪中沉积，这些动物吃了被二噁英污染的饲料或水身体里就沉积了二噁英。与子宫内膜异位症研究结果一致，这些毒素扰乱激素功能，导致激素失衡。

根据世界卫生组织的报告，全世界母乳中二噁英浓度最高的国家是比利时[30]。该国南部工业走廊区被浓度极高的二噁英和多氯联苯（PCB）严重污染。同时那里也是重度深部浸润型子宫内膜异位症的高发区[31]。一些专家认为这就是确凿的证据，暴露于这些污染物是造成子宫内膜异位症发生和进展的重要原因。二噁英也被证明对肠道益生菌有破坏作用[32]。

外源性雌激素在现代食物生产中无处不在,更糟糕的是它们最常和其他有害毒素混杂在一起,就像混合了不同化学物质的"鸡尾酒"一样。这种"鸡尾酒"式的有害物质表现形式多种多样,有时是喷洒在农作物上的杀虫剂,有时作为沙拉的塑料包装,有时在食物和蔬菜里,有时在女性卫生和家用产品上。动物吃了含有农药和除草剂的食物,我们再吃这些动物来源的肉类和奶制品,如此循环,周而复始。一直令我们非常沮丧的是,使用和生产这些化学毒素的公司辩解说,人们在日常生活中摄入的毒素不足以造成危害。但这只是当化学物质单独存在时如此。当我们无意中暴露于混有各种不同化学物质的环境中,会发生什么呢?

特奥·科尔伯恩博士(Dr Theo Colborn)在他的著作《我们被偷走的未来》(*Our Stolen Future*)中论及[33],在西方,人们暴露于"鸡尾酒"般混合的化学物质环境中,不仅仅干扰激素的健康平衡,实际上已经改变了我们的基因的结构。暴露于混合化学物质中所发生改变的概率,比起只在单一化学物质发生改变的概率高1 000倍。换句话说,外源性雌激素的危害翻了很多倍。这意味着,随着时间延长,化学物质在体内积聚越发增多,其负面作用也就会越来越大。考虑到至少需要 7 年的时间才能够清除掉体内一半的外源性雌激素,子宫内膜异位症患者首先应该减少雌激素的摄入量,这一点非常重要[34,35]。

产前暴露于外源性雌激素环境中是近来婴幼儿生长发育研究的一个重要领域。当论及婴幼儿生长发育和对化学物质敏感性时,新生儿期和产前阶段是至关重要的阶段[36]。母亲有可能在哺乳期间排出累积的一半的外源性雌激素[37]。医务人员越来越多关注这个问题,有关子宫内膜异位的发生需要更深入的研究。

许多加工食物带着包装加热。加热这一过程会增加食物吸收包装内毒素的机会。这些食物一般含有脂肪,会促进这些化学物质的吸收。成品食物,如水果和蔬菜通常是用铝和塑料包装,大大增加了有毒负载。罐装饮料包装或塑料瓶子也会通过包装吸收化学物质,因此用玻璃瓶盛放食物是最佳选择。

事实上,这些污染物就健康问题而言,可以威胁到任何年龄段的女性。有关如何远离这些化学物质,可参见附录6"洁净和环保"[38]。

吸烟

不用说,吸烟对健康毫无益处可言,对子宫内膜异位症患者尤其如此。对吸烟者(社交应酬吸烟者或每天吸烟者)健康宣教是很重要的。烟草是极大的抗营养物质。它不仅消耗掉体内维生素 C(25 毫克每支香烟)、钙和整个 B 族维生素,还使体内的有毒金属镉(参见"重金属"部分)严重超标。镉阻碍机体正确利用锌,而锌正是维持正常月经周期必不可少的关键微量元素。吸烟还和卵巢功能下降有关[39]。虽然这样强求你戒烟不那么让你高兴,我还是要竭尽全力向你保证,戒烟对于健康是一个莫大的馈赠。

如果你明智地戒烟了,可要好好补充抗氧化剂补品。这不仅会替代你丢失的营养,也会支持吸烟造成的损害的修复,同时还有助于帮你戒掉烟瘾。针灸和催眠疗法也有很好的功效,可以帮助你彻底根除吸烟习惯。随着习惯的纠正,你会完全放弃不良嗜好。

水

没有水我们不能生存。为水专辟一节讨论,这看起来可能有点奇怪。水可以补充、清理和恢复肾脏、肾上腺和肝脏的功能。想要健康,尤其是在清洁、排毒饮食等方面,水都是最为重要的。但这是两难的情况。用地区水资源管理局所制定的标准去净化水,仅能除掉虫子之类,但无法除去一些溶解的化学物质,这样的物质估计大约有60 000种。为了清洁水,往往添加铝和氯;有毒物质也能够与其他化合物结合,在体内造成严重伤害,包括激素系统的紊乱。由于这方面的知识变得越来越普及,瓶装水的销量在过去 5 年里大增,在后续的章节里我们将讨论纯水的作用。

避孕药和药物

避孕药是治疗子宫内膜异位症最常见的方法,但是否要采用这种治疗方法我劝你三思而后行。避孕药会导致营养不良,包括维生素 B_1、维生素 B_2、维生素 B_6、维生素 B_{12}、维生素 C、维生素 E 和重要矿物质锌的缺乏[40,41]。

它还会降低孕激素水平,从而使雌激素占主导地位[42]。这可能加剧子宫内膜异位症的症状,也可能出现其他情况,如发生多囊卵巢综合征(PCOS)。

避孕药的雌激素可影响胰岛素代谢,会扰乱血糖平衡[43]。老牌避孕药都是潜在的"罪魁祸首",会导致雌激素水平大大升高。如果机体从环境中已摄入大量的外源性雌激素,吃避孕药会导致雌激素的进一步失衡。

研究还表明,年轻女性服用避孕药会增加绝经前患乳腺癌的风险[44,45,46]。

如果你选择继续服用避孕药,那么你需要格外警惕你的饮食,减少其他化学物的负载。建议好好补充复合营养素。

长时间服用甾体类抗炎药(有时为减轻重度子宫内膜异位相关的炎症),会影响体内 B 族维生素的吸收。而 B 族维生素是从食物摄取能量和降解雌激素所必需的。定期(每个月 2 ~ 3 次)使用非甾体抗炎药(NSAIDS),如布洛芬,这种药物会减少肠道中的益生菌,还会影响雌激素的降解和营养物质的吸收,同时影响肝脏的解毒功能。

抗抑郁药物也可能破坏肠道菌群,影响肝脏转氨酶功能,减少营养的吸收,使子宫内膜异位症的症状持续存在。

重金属或螯合雌激素的重金属族

螯合雌激素的重金属族是由干扰激素正常分泌的环境重金属组成,包括铅、汞、镉和铝等。这些金属进入细胞和组织,干扰激素平衡,从而扰乱脑神经递质、神经系统、内分泌系统和免疫系统的正常功能[47]。这将有损机体免疫系统的功能,使人对压力的敏感性升高。重金属存储在体内脂肪中,通过循环排出体外。它们也储存在脂肪组织有内分泌功能的腺体内。

对与激素相关的疾病和杀虫剂的研究调查表明,女性内分泌失调或某些生育障碍问题可能是受非有机食物和农药中重金属的影响所致[48]。

结语

食物是一种强大的药品,对体内的化学过程会产生巨大影响。我们可以通过吃什么来改善子宫内膜异位症的症状。当然,我们避免吃什么也同样重要。在诊所里,我时不时地会遇到这样的提问。健康的饮食可以使自身的免疫系统充满活力,体力充沛,减轻与炎症相关的疼痛,调节月经周期,提高生育的机会等。最重要的是,通过改变饮食你能让这些变化发生。

虽然已被我们忽视多年,但改变你的生活方式,改善你的健康,无论从何时开始都不算晚。用健康的生活习惯,给身体一个愈合的机会,你会发现它惊人的愈合能力。

第二部分

控制——
通过营养饮食自然可持续地
应对子宫内膜异位症

第三章

有意识地吃

在了解营养饮食之前,推荐你首先读完本书第六章中提到的"净化法"(kick-start cleanse)。这将给你的机体一个最佳的治疗引导。通过营养可以启动主要解毒器官的清理和修复过程,你也将同时获得一些基本的、积极健康的饮食习惯。学会有意识地吃,是建立在这些细微的改变的基础上的。所以,我建议你首先阅读和理解这章。我们再一起来看看保持激素平衡的必要性,如何通过这一途径控制子宫内膜异位症的症状。

这一章,事实上这整本书,不是让你有更多的理由在美食面前感到内疚(我们女性非常擅长此道),而是告诉你,明智地选择可以帮助你控制子宫内膜异位症的饮食和生活方式,不会因为吃了汉堡和薯条,或者多喝了 1 杯葡萄酒而虐心。营养饮食是为日常生活而设计的。希望你能够参照日常生活的轨迹,养成健康的生活习惯。我希望你能把握机会,循序渐进地适应这些积极的、长久的改变,日复一日,你就可以越来越多地掌控自己的健康。

"健康饮食"或"平衡膳食"是现今的关键词,但究竟意味着什么呢?事实上,术语"健康饮食"和"平衡膳食"可能会有误导之嫌。举个例子来说,这两者是政府计划和杂志所写的饮食基本规则,但这只是一部分。对许多人来说,这两个关键词不是一站式的答案。子宫内膜异位症就是一个重要的例子。也许对你而言,和你的好友卡罗尔(Carol)一起品尝用新鲜番茄酱制成的意大利面可不是什么健康的选择。通过了解你的病情,告诉自己的身体需要什么,不需要什么,如此,你才能找到一个健康而独特的饮食生活方式。我们看不到子宫内膜异位症,但这并不意味着我们可以忽略它。

食物给我们提供营养。健康饮食意味着,你可以应用你的烹饪手段,尝试不同食谱的烹饪,品尝多种美食,舍弃用平淡无味的老豌豆作为配菜,换成各种令人惊艳的蔬菜佳肴。我们中的许多人在结束了白天的劳累工作后,为了方便快捷,只是仓促地参照无趣的老旧食谱做饭。这意味着我们没有机会满足身体所需的全面营养,进餐这件事变得索然无味。

另外一个事实是,我们大多数人在做饭时已经感觉饥肠辘辘,还有些劳累。于是便有了:我们做饭的量可能大大超过了机体所需;同时,我们往往会为了便捷随意搭配食物,而不是从营养的角度来考虑;另外一个糟糕的事情是,我们的进餐时间通常过晚(离上床睡觉不足3小时)。

你甚至没有意识到,应尽量吃时令水果或蔬菜。如果无从下手,可以翻阅一些专家的食谱书籍。我在"更多帮助"章节列举出了一些我情有独钟的食物。尊重自己的健康和身体,也意味着在饥饿时不要胡吃海塞。为了避免增加消化系统的负担,八成饱时就应停止进食。为了体态和健康,你需要控制食欲。

用自然的方式控制子宫内膜异位症,旨在加强免疫功能、减少炎症、恢复激素平衡状态。饮食支持方法主要是基于摄入天然食物,避免过多脂肪和化学物质。本章所推荐的营养饮食对机体整体的健康会产生积极的效果,使消化系统很好地工作,免疫功能达到最佳状态,保持健康的体重。正如我在第二章所讨论的,某些食物和环境因素影响体内雌激素水平,所以限制摄入是关键。

生活习惯,例如压力和缺乏锻炼,会影响机体对抗子宫内膜异位症的能力。在第四章中,我们将详细叙述。

食物的质量至关重要。在现代生活方式中,做出健康的选择并不总是那么容易。所以,本章旨在帮助你做出最为便捷且健康的选择,同时也符合你自己的生活习惯。自然的饮食和生活意味着你能长久地从身心上滋养自己。

只需参照这个饮食法执行 1 个月,你就会感受到身体状态的明显进步:例如精力更充沛了、肤质更好了,与此同时,子宫内膜异位症的症状也会明显改善。

饮食选择粗制,让吸收节奏放慢

食物越精细,所提供的营养素越少。碳水化合物可以被精制或粗制。更恰当地说,是"快"还是"慢"。如果是精制碳水化合物,食物会快速释放葡萄糖入血,导致血糖升高达到峰值。进一步指示身体释放胰岛素,并将多余的葡萄糖储存于肌肉和脂肪细胞中。由此,机体会感觉能量激增,接下来,剧烈回落紧随其后。机体很快又感到疲惫,激素失衡加剧。接着,我们又发现自己渴望甜食或兴奋剂如咖啡因等,因为这些饮食能重新振奋我们的精神。如此,亢奋与低落循环不已。

然而,吃粗制或升糖慢的碳水化合物,可以确保血糖供应缓慢而持久。这将为身体提供恰如其分的热量,稳定血糖平衡。粗制的碳水化合物包括全麦米饭、全麦、藜麦、大麦、黑麦和燕麦。研究表明,全麦中的慢碳水化合物可刺激一种神经递质——5-羟色胺产生,使人产生愉悦感,并改善睡眠和注意力[1]。

一些健康专家建议根据血糖生成指数来决定饮食,知晓哪些食物在进食后影响血糖水平将在一定程度上左右你的饮食习惯。血糖生成指数(GI)是碳水化合物从 0~100 的排名范围。高血糖指数食物是指那些能被快速消化吸收且导致血糖水平明显波动的食物。低血糖指数食物,由于其消化和吸收较为缓慢,血糖和胰岛素水平是逐渐上升的,这已被证明对健康有益。虽然这样做并不意味着是一个最终圆满的方案,但是参照这个规则,你就可以筛选出一些不那么健康的食物,例如甜品或精白面粉产品;但它也排除了一些带来健康益处的食物。举例来说,冰淇淋和香肠是受大家欢迎的食物,同时香蕉和烤土豆也被视为"高血糖指数"

的食物,应被限制或避免食用。从这一点上看,我觉得单纯用这种方法来筛选食物过于简单化,有时还会误导我们的选择。如果在碳水化合物中添加一些蛋白质会减慢葡萄糖释放到血液中的速度,因此血糖升高变得缓慢而非急速。将香蕉加入到酸奶,撒上一些种子食物,抑或是用鹰嘴豆泥和牛油果填充你的焗马铃薯,对我来说,比香肠和冰淇淋更有营养。

在加工食物中查找糖。在配料表中,糖的排位越靠前,其含量越高。不要用甜味剂代替糖,有证据表明它们可能致癌[2,3]。减少甜食是个好主意,但有些时候,水果已不能满足我们。不妨在薄脆饼干上涂抹些蜂蜜(本地或麦卢卡活性蜂蜜最佳),也可以加到酸奶中。抑或是可可脂含量在70%以上的黑巧克力,搭配一些干果。虽然黑巧克力含有咖啡因,可是吃少量的黑巧克力,好处超过它的小小负面影响。黑巧克力富含大量的抗氧化物,可用于组织损伤修复及保护。干果虽然也含有丰富的天然快速释放糖(称为果糖),但因为它们包含大量纤维,果糖分解变慢,所以也称为"慢碳水化合物"。

避免:精制的碳水化合物包括糖及其衍生产品,如蛋糕、糖果、饼干和精白面粉制品。

推荐:全麦谷物如藜麦、大麦、大米和燕麦麸。

小贴士:可以用蜂蜜、枫糖浆或干果增加食物的甜味,不要用糖。

扩展

全谷物燕麦、大麦、藜麦、黑麦、小米、荞麦以及水果和蔬菜也是各种纤维素的主要来源。

　　研究表明,那些每周吃绿色蔬菜达 13 次或以上的女性(大约 1 天 2 次),比少于 6 次的女性罹患子宫内膜异位症的概率降低了 70%[4]。每周吃新鲜水果达 14 次或以上的女性(至少 1 天 2 次),比那些摄入蔬果少于 6 次的女性患子宫内膜异位症的概率低 40%。这些研究表明,食用各种新鲜水果和蔬菜(每周至少 5 次)有一个共同的作用——可以减少子宫内膜异位症症状。

　　几乎所有的水果、蔬菜和豆类,如扁豆、鹰嘴豆等,是碱性的。现在认为如果血液呈酸性,就更容易发生炎症[5]。当你的食谱由丰富的碱性食物构成,炎症将无从立足。

　　果蔬中含丰富的可被提取的植物营养素(phytonutrient,"phyto"是指"植物",nutrient 是指"维生素"和"矿物质")。更甚的是,果蔬中的各种颜色正是由这些营养物质所呈现的,能有效修复损伤。众所周知,类胡萝卜素和黄酮类能增强免疫系统并助力组织修复。所以尽可能保证你每天食物的颜色丰富多彩,这才能确保营养均衡。类胡萝卜素和黄酮类都是在天然食物中发现的,使我们的机体保持低消耗而高效率的运转。

　　蔬菜和水果纤维支持肠道消化系统中的益生菌的生长,益生菌可以清理激素碎片,减少雌激素重吸收进入血液。

　　深绿色叶子蔬菜含有的物质被称为"植物雌激素",可以防止雌激素相关疾病,如子宫内膜异位症。植物雌激素在肠道中结合多余的雌激素,将它们排出体外[6]。卷心菜家族,包括甘蓝、花椰菜、羽衣甘蓝、白菜、布鲁塞尔芽菜和菊苣,含有的物质称为"吲哚"①,能促进雌激素的分解。

―――――――――――

① 吲哚是吡咯与苯并联的化合物。吲哚及其同系物和衍生物广泛存在于自然界,主要存在于天然花油,如茉莉花、苦橙花、水仙花、香罗兰等中。——译者注

柠檬的碱性对身体组织极其有益,能减少炎症的反生。可用在沙拉、意大利面和温姜水中。

如果你买不到新鲜蔬菜,那就买冷冻的,总比罐头食物要好些。冷冻食物是采摘速冻,因此保留着许多的养分(蔬菜采摘后养分就开始损耗)。

> **推荐**:富含健康的、高植物营养素的蔬菜和水果,包括苹果、牛油果、西葫芦、花椰菜、樱桃、菠萝、青椒、西红柿、菠菜、胡萝卜、红薯、蓝莓、橙子、羽衣甘蓝、花椰菜和茄子(中医认为,茄子益血生津,除旧纳新)。
>
> **小贴士**:荷兰豆和豆芽是获得更多的植物营养素的高性价比选择。你可用任一种子来发芽:向日葵、花椰菜、麦草、绿豆、鹰嘴豆。它们益处多多且容易培植。

用植物平衡你的激素

植物雌激素是植物化合物,可以在体内模拟雌激素的作用,只是作用较弱。所有细胞都有雌激素受体,雌激素和受体结合,就像钥匙和锁一样,一旦结合就能启动某种反应。植物雌激素可以阻止这种结合,从而防止激活过量雌激素。在没有足够的雌激素的存在时(如绝经后),植物雌激素可以"锁定"细胞发挥温和的雌激素作用,有助于减少雌激素过低的症状,例如骨质疏松。这些食物也帮助肝脏分解过量的雌激素。

推荐:植物雌激素含量丰富的食物包括豆类,如鹰嘴豆、小扁豆、大豆。植物雌激素食物包括豆腐、豆豉、豆浆、鹰嘴豆泥、小扁豆(咖喱扁豆糊等)和烤豆(需要留意某些产品的标签中是否含糖)。

小贴士:以上的食物可能会引起胀气,但每天只吃一小份并不会有太大的影响! 当肠道习惯于这些食物时,胀气的问题也自然会迎刃而解。

维持消化系统的健康

食物中的营养物质通过胃肠道来吸收,因此消化系统的健康在控制诸如子宫内膜异位症等疾病时,是至关重要的。酸奶(牛奶、山羊、绵羊或大豆制作的)含有益生菌,主要是嗜酸乳杆菌,可以减少 β - 葡萄糖醛酸酶的产生。这种酶能够将肠道中残留的雌激素重组并为血液所吸收。益生菌也助力免疫功能(超过70%的免疫系统驻扎于肠道)。在酸奶中总是能找到益生菌。如果由于健康原因不能食用或需要选择避免乳制品的话,可以考虑服用知名营养素厂商生产的益生菌补充剂,本书在"有用的信息"中有具体列举。

推荐:新鲜、原味的有机酸奶或奶制品的替代品(避免加糖,最有风味的往往加了糖)和德国酸菜。

小贴士:将酸奶用于调味或做酱汁。

选择正确的脂类食物

饱和脂肪酸加剧了炎症过程,这可能会使子宫内膜异位症恶化。坚果、种子和鱼,如鲑鱼、鲱鱼、新鲜的金枪鱼和沙丁油鱼中含有人体所必需的不饱和脂肪酸,可以减轻炎症。这些不饱和脂肪酸被称为 Omega-3,是产生抗炎物质前列腺素 PGE1 和 PGE3 的基础。这些前列腺素的寿命周期很短,因此在体内持续分泌,无时无刻不停歇。这意味着机体依赖我们定期摄入的 Omega-3 来供应这几种前列腺素的合成。保持免疫系统的功能足够强大需依赖于足够多的人体必需脂肪酸。寻找可靠的鱼肉食物来源,减少摄入海洋鱼类中有害化学物质。需要注意的是,抗炎物质 PGE1 和 PGE3 的产生常常会被阻断,这是源于加工油脂、人造奶油、精白面粉、糖、过量动物脂肪、酒精、营养不良和压力等造成的影响。将上述影响降到最小,是减轻炎症的核心。

另一组脂肪酸 Omega-6 也是人体必需的,在西方人的饮食中含量充足,所以我们不必特意补充。Omega-3 和 Omega-6 之间的比例是重要的,因而饮食中需足量供应 Omega-3,这样才能保持它们之间的平衡。

推荐:食用含鱼油丰富的鱼类,如鲭鱼、新鲜金枪鱼、沙丁鱼、鲑鱼,还有巴西坚果、核桃、榛子、梅州山核桃、葵花籽、南瓜子、亚麻籽、冷榨坚果种子油和牛油果。

小贴士:试着将坚果和种子(完整的或碎粒)混合食用,也可以把它们添加到食物中,撒入沙拉或炒菜中,抑或嚼碎当零食吃,或是用低温(150~180℃)慢烤15分钟再吃。每周3次食用含鱼油丰富的鱼类。

总结

每一餐都需摄入少量蛋白质。优质蛋白质有助于保持血糖水平稳定,并为机体修复细胞提供所需的氨基酸。另外,也用于合成激素维持激素平衡。食用优质蛋白质及升糖慢的碳水化合物,将保证你体内"健康工厂"的各个部件运行良好。

> **推荐**:选择优质蛋白质,如鱼、鸡肉、火鸡、蛋;豆类,如小扁豆、鹰嘴豆、坚果和种子。包括有益健康的乳制品如酸奶。若有口感偏好,你也可选择山羊或绵羊奶。
>
> **小贴士**:虽然我不提倡罐装蔬菜,但豆类是个例外。举例来说,试着把豆类罐头如鹰嘴豆、小扁豆或意大利豆加入沙拉、汤、炒菜或凉拌菜中。

食用有机食物

在英国,有机农业是有严格的标准来管理的,包括明文规定避免使用有害农药和肥料。这其中的许多化学物质会干扰激素的代谢,这确实是一个非常好的举措。有机肉类来源于自然生态条件下饲养的家畜。在有机耕种的土地上,抗生素也不会被常规使用。

非有机奶牛被喂养了人工合成的类雌激素,使它们产奶催肥。如此一来,通过食用奶牛的副产品,雌激素类似物直接进入我们体内。相反的,有机饲养的动物因采用了更健康的喂养和生活方式,其肉质更营养丰富。对我来说,动物在一个自然环境中生存总好过于工厂化饲养。一些研究表明,如果动物是快乐的话,其肉质口感会更佳,因为压力会使肉质变硬。

虽然我们生活在工业化的世界里,食用有机食物相当困难。然而,选择有机乳制品和肉类,可以使摄入你体内的环境化学物的含量显著降低。尽管有机食物价格较贵,但这些钱花得还是值得的。在可能的情况下,有机水果和蔬菜,即便不去皮也可以食用,所以值得购买。食用有机食物也意味着能品尝到更多的时令食物。

"有机"现在是个时髦词汇,在商业方面,能为超市赚取更多利润。有机食物的标准因国家而异,所以我会更倾向于信任来自英国的有机食物,购买时记得查看知名机构如土壤协会(Soil Association)的认证。若要查找世界范围内值得信赖的有机组织,可以联系国际有机农业联盟组织(International Federation of Organic Agriculture)。第五部分"更多帮助"中有详细内容。某些公司也生产有机"方便"食物,尽管它们毫无疑问地包含有机产品,但是你有时会被误导,认为它是一种健康食物。事实上它会添加额外的盐或糖,所以购买时仍需查看食物标签。

总体上看,购买有机食物最重要的是乳制品和肉类。这些食物是非有机食物中消耗量最大的,因此更容易受到化学物质影响,应确保供应能满足需求。如果您的购买预算不能涵盖全部的有机食物,务必将这些食物列入你预算的优先购买等级。

推荐:以下这些做法会大大减少你对环境毒素的摄入。购买散装的蔬菜和水果;在过滤后的水里冲洗制作沙拉的食材;吃有机肉类和奶制品,并尽可能选购当地产的。

小贴士:每周多买1次有机食物,渐渐适应直至习惯。

饱和脂肪酸

虽然在我们的饮食中需要有一点饱和脂肪酸,但在我们的日常饮食中,饱和脂肪酸摄入得太多了。少量红肉中的饱和脂肪酸是需要的(大约1周2次为佳),这是享受健康饮食的一部分。我是上等有机黄油的超级粉丝,也喜欢用鹅油烤土豆,但我会注意饮食的均衡。

乳制品和肉类都富含饱和脂肪酸,它含有一种物质称为花生四烯酸。过量的花生四烯酸可激发前列腺素 E2 的产生。正如我们前面所讨论的,这是一种炎症介质,可引起肿胀和疼痛,与子宫痉挛和子宫内膜播散有关[7]。

最近的一项研究显示,日常饮食中红肉比例高的女性可能会增加患子宫内膜异位症的风险[8]。这项研究表明,每周天天吃牛肉或其他红肉的女性,与每周吃 2~3 次甚至更少的女性相比,患子宫内膜异位症的可能性要翻倍。每周食用火腿 3 次及以上的女性,与每周吃 1 次或更少的相比,患子宫内膜异位症可能性高出 80% 。这项研究还表明,饮食中水果和蔬菜比例高可降低患子宫内膜异位症的风险。

当你渴望吃一个汉堡时,那就尽情享用吧,偶尔放纵一下自己并没有什么错。只要确保汉堡的品质,且搭配一份沙拉作为配菜。

记住,猪肉及其副产品如火腿、香肠和培根都属于红肉。无论是不是子宫内膜异位症患者都应限制红肉的摄入量,1 周多至 2 次为佳,最多不能超过 3 次。你不必担心因减少摄入肉类而导致铁缺乏,还有许多其他营养来源可供选择。

推荐:为了确保含铁丰富的饮食,你需要足量摄入以下食物:菠菜、南瓜子、西芹、扁桃仁、腰果、西梅干、葡萄干、核桃和山核桃坚果等。将坚果和干果混合在一起,在白天是很棒的零食;若作为配料,撒在沙拉或者燕麦上最好不过了。

反式脂肪酸

反式脂肪酸产生于氢化处理或高精度提炼的油。近年来,有很多关于它的负面报道。令人欣慰的是,它们正被从安全食物链的货架上移除。反式脂肪酸曾被用来保存食物。其化学结构易变形,从而干扰细胞正常功能,削弱身体里的防御机制,并导致炎症发生。有人认为机体防御机制被削弱,正是反式脂肪酸促进子宫内膜异位症发生的原因,同时也和乳腺癌的发生相关[9]。油炸食物,包括一些薯片和冷冻薯条中也发现有反式脂肪酸。

从健康的角度来说,虽然黄油应该长期禁食(它们大部分通过氢化及将廉价油脂与金属颗粒混合而成),也有各类健康报道声称,黄油可以降低这成分提高那成分的,但我仍然认为享受少许黄油,生活会更美好。黄油应保存在阴凉的地方,避免其变质。加热可以改变一些油的化学结构,使它们成为反式脂肪酸。

小贴士:油加热至180℃会改变它们的化学结构成为反式油,比如橄榄油。而菜籽油因具有更高的"熔点",所以,其中的 Omega - 3 和 Omega - 6 即使在较高的温度下也可以保存。 植物油和黄油虽然在加热时不会变成反式脂肪酸,但仍不甚理想。所以,要限制油炸食物到最低限度,而代之以蒸、煎的烹饪方式可能是个好选择。可以在热锅中加入一汤匙水,用产生的蒸汽来烹饪。这就需要添加更多的水,但同时也要确保锅底较热,否则食物浸水,味道就不那么好了。这种方法虽然也使用了高温,但是时间很短,因此还是很好地保留了食物中的营养成分。

酒精

酒精会干扰激素的平衡。无论从哪方面看,摄入过多酒精都不利于健康。首先,它是高热量、无营养价值的食物。酒精消耗了营养素的存储,包括重要的激素调节因子、B 族维生素、镁和锌等。比如 1 大杯葡萄酒含有大量的糖,可导致体重增加。脂肪细胞会产生雌激素,使得雌激素过量。酒精中的糖含量能迅速升高血液中的葡萄糖水平,然后又突然降低。这种悠悠球效应(yo-yo effect)会使身体疲惫。由于肝脏是唯一能分解酒精的器官,过度消耗会干扰正常的肝功能,从而不能处理多余的雌激素。有患者描述子宫内膜异位症的某些症状如盆腔疼痛(或子宫内膜的碎片所在)常发生在宿醉后的早晨,可能就是这个原因。

毫无疑问,酒精的害处直接与饮酒的量和频率相关。应适度饮酒,和它成为朋友,而不是敌人。维持平衡很重要,适度饮酒是一种生活享受。饮少量红葡萄酒有益于健康(最多隔天 1 杯)。葡萄酒的选择也有讲究,不要贪便宜,因为廉价的红葡萄酒可能会有一种有毒成分——赭曲霉毒素。赭曲霉毒素可引起过敏样反应,如肌肉或关节的疼痛,有炎症存在的部位会更严重,子宫内膜异位症患者更是如此。白葡萄酒含有大量的组胺,这是一种能够引发过敏反应的化学物质,所以如果有花粉过敏、湿疹或哮喘者应避免饮白葡萄酒。啤酒和谷物为基础的产品往往含有麸质（谷蛋白），因此麸质不耐受者最好禁止食用。越来越多的研究表明，麸质和子宫内膜异位症之间存在着联系。如果不能避免的话，我认为这些产品也应该是有限摄入的。

如果能这样坚持下去，在某个星期日早晨醒来的时候，你会发现自己感觉好多了！

推荐：增加水果或蔬菜汁的摄入，而不是酒精。我的最爱是血腥玛丽，它是一种低度酒。

小贴士：喝酒时确保酒的品质和愉悦的心情，并且不建议空腹喝酒——这是一个品尝健康美食的好借口。

咖啡因

1998 年，对一组子宫内膜异位症患者进行了一项研究。其间，要求参与者去除饮食中的咖啡因，并补充一段时间的必需脂肪酸[10]。结果显示，这种饮食控制带来了非常好的结果。疼痛和其他子宫内膜异位症的症状如疲劳感均有明显减轻。

咖啡豆、茶叶、可可豆、能量饮料、可乐和瓜拉那①都含有咖啡因。需要注意的是，药物、宿醉后的残留物和感冒药内也可能会发现咖啡因，所以要特别注意。我知道要识别出好的拿铁咖啡或卡布奇诺咖啡有多难，这对我来说实在是件难事。

———————————

① 多年生木质藤本，原产于巴西亚马逊盆地热带雨林。——译者注

但请继续读下去，让我们来看看证据。咖啡因有利尿作用，所以，它作为一种抗营养物质，能够阻断或带走一些重要的维生素和矿物质，如铁，而这些是维持激素平衡必不可少的元素。和糖一样，咖啡因过度刺激了本可以有效管理压力、调节能量和睡眠的肾上腺。长期慢性咖啡因的摄入削弱了肾上腺系统，一个循环周期需要越来越多的努力才能获得同样的效果。如果你不能摆脱、远离咖啡因，你还可能会头痛或烦躁不安。一些人喝咖啡是因为他们认为这样能抑制其食欲。但是和吸烟一样，这种作用只是暂时的。一旦血糖水平再次下降，他们会发现自己渴望摄入更多的咖啡因。所以，之后会更多地吸烟，或者进食。咖啡因需要肝脏来清除，肝脏只能超负荷工作，这样会削弱它分解过多的雌激素的能力。因此，子宫内膜异位症和每天喝 2 杯以上咖啡有一定关系[11]。此外，也请记住，你平时买的泡沫咖啡所含有的咖啡因常常比浓缩咖啡还要多。如果咖啡因让你感到恐惧，那么每天 1 杯绿茶（可以尝试放入点柠檬汁或少许蜂蜜），既好喝，又有益健康，因为它能产生与病变斗争的抗氧化剂。

推荐：草药茶试验。一些神奇的散装茶值得考虑。例如促进消化的：薄荷、茴香、生姜、肉桂；用于安神镇静的：马鞭草、甘菊、缬草、柠檬香蜂草；作为肌肉松弛剂的：覆盆子叶（孕妇禁用）。

小贴士：迷迭香含有一种物质称为吲哚，可促进雌激素的分解。所以，可以用迷迭香来泡茶，每天喝 3 次。草药茶也有利于保持每天足量摄水。

食物过敏与不耐受

大家都已经认识到,虽然某些食物能治愈你的疾病,但也有些食物会让你的身体出问题。发生食物过敏和对普通食物不耐受的人群已越来越普遍。有证据显示,因为环境,子宫内膜异位症女性更容易出现食物过敏和不耐受[12]。

这些反应大多存在于常见的食物和日常环境化学品中。原因可能是由于免疫系统发生异常,子宫内膜异位症患者的肠道功能又比较脆弱。食物不耐受和过敏需要一个病理的消化"过滤器"来触发,例如,在某些部位,食物颗粒已经通过肠道"漏"到血液中,或者消化酶不足以首先把食物分解掉。环境化学物质和人造加工食物也会加剧这反应(所谓"精炼"的过程,转基因作物等),这进一步加大了免疫防御系统的压力。我们忙碌高压的生活也会限制营养丰富食物的摄入。为了配合这节奏,我们对营养物质的需求会更高。这些因素叠加在一起,对子宫内膜异位症患者来说,食物过敏和不耐受的风险就更高了。

因为过敏,免疫系统在发现外来物质时,为了抵御威胁会释放出化学物质 IgA 或 IgE。取决于释放的是 IgA 还是 IgE,你可能会经历潜在致命的过敏性休克,或其他机体反应,如立即出现皮疹或肿胀。过敏反应各种各样,如果没有给予必要的关注,可能会危及生命。

在食物不耐受方面,反应是微妙的,症状可能隐匿数小时或数日。食物不耐受会使我们感到疲倦、疼痛,有时伴随头痛,还有消化道症状如腹胀、体重增加、湿疹等皮肤病,有时甚至会出现抑郁(可能部分地与其他一大堆症状有关)。食物不耐受很难检测,症状可能会狡猾地慢慢出现,以至于你已习以为常地接受了它。"今天我感觉很累"在这种情况下出现的问题是,你继续吃诱发食物,而免疫系统则继续产生化学物质来攻击它(一种称为 IgG 的抗体)。在不停渴望问题食物的同时,这个过程常常会演变成一个恶性循环。到那时,免疫系统可能变得很疲惫,消耗了太多原先用于防御其他入侵者的精力。

因此,随着时间的推移,食物不耐受会削弱你的免疫防御系统,使某些器官逐渐变得脆弱而易受感染,如鼻窦、喉咙、耳朵和扁桃体等部位。它们还会诱发身体其他部位的炎症。这对于子宫内膜异位症患者来说绝不是好消息。如果正确地关注营养,食物不耐受可能是暂时的。然而,成人希望随着年龄的增长而使真正的食物过敏消失,这是不太可能的。

最常见的不耐受食物是牛奶制品(如奶酪、牛奶、奶油)、食物防腐剂和色素,如偶氮染料(柠檬黄)和非偶氮染料(赤藓红)或硝酸盐和亚硝酸盐(E249-E252),它能使肉类呈现出更为诱人的粉色。这些已在多种食物中发现,如培根、意大利腊肠和香肠、小麦(面包、蛋糕、饼干、糕点、面食),鸡蛋、柑橘类水果和含有水杨酸盐的食物(包括苹果、樱桃、葡萄、茄子、茶和咖啡等)。

> **推荐**:食物不耐受可能产生于过量食用某一种食物。丰富你的食谱可以避免这个问题发生。
>
> **小贴士**:如果你怀疑自己有食物不耐受或过敏,可参见附录3"食物不耐受检测"。如果提示你确实食物不耐受或过敏,建议你咨询有资质的临床营养师。

谷蛋白

子宫内膜异位症和谷蛋白之间的关系目前仍存有争议,当然更没有科学证明。事实证据表明,避免谷蛋白,特别是小麦制品中的谷蛋白,可以显著减少或消除炎症的影响。在临床工作中，我已经看到许多女性从禁食谷蛋白中获益，但这至少需要 3 个月的时间才会出现明显的效果。

请记住，谷蛋白不仅存在于小麦中，也存在于黑麦、大麦及斯佩尔特小麦中。燕麦中是否含有谷蛋白还不清楚，但是，食物不能耐受人群的许多人禁食燕麦后，发觉病情好转。谷蛋白也会以调味剂、稳定剂或增稠剂的形式，作为食物添加剂使用。当你不确定时，请仔细阅读食物标签。20 世纪 70 年代初，小麦作为转基因食物被添加入某种激素，用以促进农作物的生长。然而，这种新的生长方式会引起农作物的真菌生长。为了解决这个问题，又一种人工激素被加入其中[13]。就是这种"鸡尾酒"式的人工混合物受到广泛指责，正是这种做法，导致子宫内膜异位症和小麦之间发生了密切关联。当然，这究竟是如何发生的还需更多研究证实。此外，小麦中含有一种被称为植酸的物质，它可以溶解重要的矿物质（如锌），而矿物质恰恰是人体免疫系统所必需的。

如果你觉得自己可能是谷蛋白不耐受者，可以考虑做以下血液测试：

- IgG – 醇溶蛋白
- IgA – 醇溶蛋白
- tTG 抗体
- 总 IgA 免疫球蛋白水平
- 铁蛋白（检查铁的储备）
- C – 反应蛋白（CRP）（检查肠内炎症）。

如果你是谷蛋白不耐受者，这些测试结果大部分将高出标准值，而铁含量则偏低。关于富含铁的食物参见第 60 页"含铁食物推荐"。

推荐: 我们可以很容易地获得大量的无麸食物——如需更多指南,参见附录2"有用的信息"。美味而有营养的无麸谷物的替代品包括糙米、藜麦和米粉。

小贴士: 请记住,如果你读了这些之后,仍然选择进食小麦,请局限于全麦通心粉和全麦面包。全麦食物不包括谷类面包和黑面包。这些都是营销术语,它们本质上就是加入了添加物的白色精制面包。斯佩尔特小麦是小麦的原始形态,营养密度高,也是全麦食物的一种选择。

有关乳制品的误解

关于乳制品不耐受和不健康方面的负面报道很多,它被认为刺激黏液产生,并在有过敏症遗传倾向的人群中易引发免疫反应疾病,如哮喘、湿疹和炎症性疾病如银屑病(牛皮癣)、花粉热或关节炎等。

很多女性正遭受着乳制品不耐受的影响。虽然我坚信,在西方国家我们摄入了过多的乳制品,但我不认为导致食物不耐受是源于食物质量差,我也同样不认为它是源于摄入过多。我深信,乳制品的不利影响其实更多的是与我们加工乳制品的过程有关,而不是亲爱的老母牛的过错。也就是说,我们将化学物质添加入母牛的饲料中(非有机的)来增加其产量,然后采取均质化处理和巴氏灭菌,将牛奶中所含的大量好东西去除。可悲的是,你在超市能买到的有机牛奶都是经过均质处理和巴氏灭菌的。我不认为它会有益于健康。

关于牛奶的事实

什么是巴氏杀菌？ 巴氏杀菌是一项由路易斯·巴斯德(Louis Pasteur)开发的技术,通过短时间加热牛奶,将其中的微生物杀死,然后冷却、储存和运输。经过处理的牛奶可延长保质期。但在杀菌的同时,原奶中的维生素 C 也遭到了破坏。

什么是超高温灭菌？ 它是一个相对较新的名词,称之为超巴式杀菌或超高温处理。用更短的时间将牛奶加热到更高的温度,这可以使牛奶在常温下长时间存储。

什么是均质化处理？ 它是一种防止奶油层从牛奶中分离出来的处理过程。这不是法律上的要求,更多的是一种表面工夫。均质化处理对保质期并不产生影响。在高压下,牛奶被泵输送通过非常狭窄的管子,分解脂肪颗粒后使其不再上升到顶部,形成"奶油层"。我不知道你会怎样,当我是个孩子的时候,能得到"奶油层"那是异常兴奋的。现在已经看不到了。

从营养良好的有机奶牛身上获取的原奶包含了各种宝物,如必需的脂肪酸、蛋白质、维生素和矿物质,以及益生菌和乳糖酶(真正的乳制品不耐受者缺失这种酶)。而巴氏杀菌和均质化则去除了这些成分,没有这些成分,你就不能消化乳糖,于是消化紊乱和不耐受可能就开始了。因此,原奶中含有应对不耐受和过敏症的"全套营养成分"。

根据我的临床经验和健康专业人员提供的证据来看,原奶有助于改善湿疹、花粉症①、过敏和哮喘。我家每天清晨都有有机生奶送到门口,全家人都喝,包

---

① 是患者对植物花粉过敏所引起,主要累及眼及上呼吸道。——译者注

括曾患湿疹的最小的孩子,他现在全身上下的皮肤仍漂亮得像婴儿一般。然而,有机生牛奶仍然会带有警示:"注意:这牛奶可能对你的健康有害。"我们生活的世界因为极端的卫生措施正制造着"超级细菌"——这可真是一条有趣的评论啊。

推荐:如果你觉得奶制品真的不适合你,合适的替代品包括有机豆奶、大米或杏仁牛奶。坚果、鹰嘴豆、豆腐和深绿色蔬菜,这些食物中的钙含量很高,通过食用这些替代品,你就可以确保钙的摄入量了。为了让身体有效地吸收钙,镁元素需要达到较高的含量,而这些食物恰好都富含镁(牛奶中,镁含量没那么高)。

小贴士:试着禁食奶制品3个月,看看你的症状是否有所改善(一般认为,免疫系统会有3个月的记忆,所以少于3个月的试验可能并不能确诊)。之后,你可以重新尝试原奶,看看症状是否再出现。

如果我的患者已经自我诊断为乳制品不耐受,我会建议在完全避免奶制品之前,将鲜奶换成原奶,并限制摄入量。健康的摄入量是每天半杯到1杯牛奶。随着营养的饮食习惯养成,你可能会减少乳制品摄入。

如果你怀孕了,建议是避免食用未经消毒的奶制品。同时也不建议5岁以下的儿童或老年人食用。请在医疗监督下做检查,并确保原奶是在一个信誉良好的农场生产的,参见附录2"有用的信息"。

结语

营养饮食的目的,是在去除负热量食物的同时,选择营养丰富、滋养身体的食物,从而补充人体所缺乏的维生素和矿物质,促进身体愈合。一旦补充了机体所需的营养元素,身体就可以有效工作,减少炎症,治愈子宫内膜异位症所带来的损伤。这是一个长期的变化,与其称为营养饮食,还不如称为生活方式的改变。营养饮食在此被重新概括:

每天:

- 吃各种各样足量的水果、蔬菜。
- 吃复合碳水化合物——全谷类,如糙米、小米、黑麦、燕麦。
- 尽可能买有机肉类、乳制品、水果和蔬菜。
- 吃含油大的食物,包括鱼(每周 3 次)、坚果、种子和油。
- 避免糖类,无论是糖,还是隐藏在食物中的糖。
- 每天喝 1.5 升的过滤水。

每周至少 3 次:

- 食用豆类——富含植物雌激素的豆类,如小扁豆、鹰嘴豆和大豆。
- "无红肉"的日子,选择豆类、蛋、鱼或家禽。
- 24 小时不喝含酒精的饮料。
- 24 小时不喝含咖啡因的饮料。

第四章

有意识地生活

中医理论中有"阴"和"阳"的概念，就像山坡的阴面和阳面。"阳"被认为是积极的形式，"阴"则是消极静息的状态。中国人认为，健康取决于阴、阳两者之间的平衡。据此原则，如果你的生活总是忙个不停或持续工作（阳），没有足够的时间休息和放松（阴），那么你的健康可能就会失去平衡，有些疾病如子宫内膜异位症就可能会发生。

在这一章中，我们来看看可以改变的生活领域，从而起到改善你的子宫内膜异位症的作用。之前你可能不知道这些因素会影响健康——我希望以下的细小变化可以给你带来真正的不同。

阳光和运动的重要性

每天花一定时间去户外活动一下——午休时间、下班后或和孩子们在一起的时候。这对于长时间在空调房间工作、使用灯光照明的人们来说特别重要。

阳光本身即是营养物质，是支持免疫的维生素 D 的极好来源。维生素 D 是钙、磷正常代谢所必需的；而钙和磷这两种营养素在激素系统中又具有重要的作用。

过多的人工照明和太少的自然光会影响全身，包括激素和自然的昼夜节律。脑部的松果体产生让你睡觉的褪黑素，而这是由光照掌控的。早晨如果光线太暗,身体则不会停止褪黑素的产生。这样会导致抑郁、精神萎靡和体重增加。

运动对人的幸福感很重要,对子宫内膜异位症患者尤其如此。运动能促进盆腔血液循环,并中和体内产生的过量激素。血液循环能促进肠的最佳功能,对消除包括过多雌激素在内的垃圾也很重要。运动释放出内啡肽,使我们感到更高兴、更有精神和更加从容不迫。这些大脑化学物质有助于改善情绪低落和焦虑,而这两方面恰恰是子宫内膜异位症的问题所在。常规运动并不意味着1周3天去健身房或上有氧健身课来解决。我们可以在上班路上提前几站下车步行,在午休时间散散步,报名参加瑜伽课程或游泳。

瑜伽是利用呼吸技巧和姿势来帮助身体放松和康复。它鼓励一种内部能量的自由流动,印度医学称为"普拉那"或"阿育吠陀",而中医称为"气"。人们认为,在某些情况下,如子宫内膜异位症患者,这种能量是不能自由流动的,而瑜伽的姿势和呼吸则有助于其再次有效地循环。瑜伽能促进血液循环,帮助营养素很好地被身体各器官吸收。你需要一个合格的瑜伽老师。如需找一位当地的指导老师,可联系英国"瑜伽之轮"(British Wheel of Yoga),参见附录2"有用的信息"。

如果你想精力更充沛,那么就去做有氧运动吧!有证据表明,6个月的有氧活动(例如1周4次,每次30分钟轻快的步行)可逆转30年的内部损伤。我们的肌肉每增加1%,生命就可以延长18个月。经常锻炼对身体健康实在是太重要了。

在大自然中进行的锻炼正被我们所营造的健身文化所替代,我觉得这简直是疯了。锻炼会带来各种各样的好处,你将有机会享受新鲜的空气和大自然的美景,而不是待在空调房间里,在滋生着细菌,干燥的、没有灵气的环境里乏味地一边盯着电视屏幕一边跑步。当然,无论如何,任何形式的运动都比不动弹要好。

喝纯净的水

在家里,所有的饮用水都应该过滤。不管是过滤水壶还是复杂的接入系统,有总比没的好。如果你正在使用过滤水壶,请务必定期更换滤芯,因为它可能成为细菌的滋生地。

我认为把钱额外花在一个复杂的水过滤系统如"反渗透系统"上,这样的健康投资无疑是非常值得的。这些过滤器能够神奇地去除不需要的物质,如氯和环境雌激素,保留微量矿物质。作为该系统的拥有者,我的亲身体验让我能保证全家人饮用水的水质上乘。该过滤系统对水施压,让其通过一个半透膜,继而让你获得尽可能多的水。它们在你厨房水槽下的空间运行着,水的压力和流量不会改变。我想,在购买标准水系统过滤器的几年后你会发现,最初用于"反渗透系统"的经济支出不再显得那么昂贵。

或者,你也可以用玻璃瓶装饮用水。如前所述,由于塑料化合物可渗透到水中,因此,塑料瓶会增加身体外源性雌激素的有毒负荷,导致子宫内膜异位症患者体内的雌激素水平更高。

健康的水摄入(每天 1.5 升)有助于消除日常外部和内部的毒素;使能量最大化,焕发肌肤活力,平衡矿物质含量。世界卫生组织认为,如果我们都喝纯净水,世界上 80% 的疾病将被消灭。通常,我们每天需要 1~1.5 升的水,如果经常喝水,你将发现你的身体会自动调节需求量。它会根据天气情况、运动量、消耗的脱水饮料或食物(含盐食物、咖啡因、酒)灵活调节。如果你运动了,就要确保喝更多的水来补充能量。喝咖啡、饮茶、吃糖、航空旅行或长时间待在有空调的办公室都容易造成身体脱水,所以也要额外补充水分。不要等到身体感到口渴时才补充水分,因为到了这个阶段实际上你的身体已经脱水了。脱水,也可以被伪装成饥饿或对咸食物的渴望,所以,检验脱水,你需要的不是 1 包薯片,而是 1 杯水。草药茶、水果和蔬菜中含有较多的水分,在计算水的摄入量时应将其包含在内。我的小贴士是,买1瓶1.5升的玻璃瓶装水,从早上到夜晚,计划一天喝完,而不是仅仅在睡前或晚上起夜的时候想起来才喝。把水放在你日常活动的周围,如桌上、车里。第2天,你买1瓶新的水或用自己的水净化系统重新装满水瓶,继续补充水分。白天,应在两餐间饮水,很多人习惯只在吃饭时才记得喝水,这是一个常见错误。因为这往往会导致你猛喝下一整瓶水,这样,营养物质通过消化系统的速度太快,很难被吸收。

均衡的体重,平衡的激素

正如前一章所讨论的,脂肪细胞含有促进雌激素合成的芳香化酶。因此,更多的脂肪细胞会产生更多的雌激素。保持健康的体重是平衡激素的基础,这是自然处理子宫内膜异位症的关键。遵从营养饮食、锻炼身体,能极大地帮助你平衡体重。请注意,体重过轻也不利于健康和激素平衡。所以,我在这里谈论的是医学意义上健康的体重,而不是你在T型台上想让人看到的改进效果。虽然,在医疗领域有很多人通过体重指数(BMI)确定你的健康体重,但这种测量方法没有将你的脂肪或肌肉组织考虑在内。我认为,脂肪和肌肉之间的比例是最重要的。正如我已经强调的那样,脂肪或脂肪组织可能对雌激素水平产生负面影响——所以,不要有过多的脂肪。你可能是个低体重但有较高脂肪量的人,反之亦然。如果你正想买新的体重计,我推荐你买那种能告诉你体脂率的体重计。25～40岁女性的健康体脂比率应该是21%～30%。

你有压力吗?

"身未动,心已远。"——中国谚语

现代生活中最大的问题之一是来自情绪和精神上的。我们可以花很多时间修饰我们的外表,但却无暇关注自己的内心。我们的精神和身体被分立成两个孤立的实体。这不是一个健康的状态。花点时间来放松吧,回归到"两者合一"的状态,对于整个健康来说是极其重要的。

现代社会迫使我们处于许多压力之中。作为个人,我们可能没有意识到这些"小"压力。然而,随着时间的推移,日积月累,它们会消耗掉你的健康。例如,高分贝噪声、缺少自由的时间、过度锻炼、没机会宣泄情绪、做事要求完美等,这一切都能造成自我伤害。当然,也可以在你上班时或在家里通过同事或家人作用到你身上。总之,你是不愉快行为的接收终端或目击者。在快节奏的大城市,这些压力因素更为常见。它们损害我们的精神健康,进而拖垮我们的身体。

当我们遇到压力时,肾上腺会迅速释放葡萄糖和激素进入血液,触发了如我们所知的"战或逃"的反应。在原始时代,这是一种应对剑齿虎或猛犸象的袭击时有用的反应,我们以逃跑或战斗的反应方式让突然释放的葡萄糖和激素派上了用场。一旦威胁事件过去,我们的身体系统或多或少会被精确的科学供给与需求所中和。今天,我们的压力源头不再是凶猛的野兽,取而代之的是我们的孩子们、工作、交通状况、经济状况以及合作伙伴……没有一项需要体力战斗或者逃跑的——尽管我们可能很多次想这么做。这意味着,被释放的葡萄糖和激素未被使用,而是继续留在血液循环中使症状恶化。此外,我们的身体会渴望甜食或兴奋剂。

如果这种情况持续发生,我们中的很多人确实如此,那么,肾上腺就会变得越来越超负荷地运转和营养不良,进而发生激素分泌和调节的紊乱。到那时,肾上腺会耗尽,而我们也可能会变得易怒、生病、烦躁、多汗和抑郁。此时,机体会释放出皮质醇激素来应对这种情况。皮质醇与黄体酮竞争,降低黄体酮的产生,雌激素因此占了上风。由此可见,对于任何一个子宫内膜异位症患者来说,压力管理都是很有必要的。

冥想、瑜伽、适度的运动和按摩都是行之有效的方法,都能有效减缓压力。我的建议是,选择适合自己的正确的方法来放松。它们不是适合你的邻居或同事的方法,而是适合你的方法,坚持并严格遵守,确保在你的日程中有减压放松的时间。每日找时间去放松呼吸实在是太重要了。

保证充足的睡眠

睡眠是身体细胞修复的时间。白天的任何损伤都有机会在睡眠中修复和恢复平衡。睡眠太少会使你处理压力变得困难,包括精神的和环境的。疲劳使我们更容易选择不健康的食物,如精制的碳水化合物,富含糖的食物或咖啡因。这就提高了应激激素的水平,加重激素的不平衡。有些女性发现,当她们被激素失调的症状所困扰时,如盗汗或在凌晨三四点钟醒来,机体排毒就会变得更难,这引发了一个恶性循环。

磁性不平衡也会影响我们的睡眠周期,使我们很难得到我们所渴望的深度睡眠。给你一个建议,不要在卧室里放电器,你也可以夜间将插头拔掉。常见的影响睡眠的罪魁祸首是你床边的充着电的手机、数字闹钟或电热毯。

如果你发现早上很难醒来,白天又精神倦怠,唯有依靠咖啡因才能熬过这一天,或者整日哈欠连天,那证明你太缺少睡眠了。如果你想获得更高质量的睡眠,不妨通过下面的方法来实现。

不管是在第一时间入睡还是保持睡眠状态,精神焦虑和忧思过重也会干扰你的睡眠。因此,上床前尽可能多地消除那些有形的或无形的混乱。你可以将乱糟糟的房间清理干净,给自己用一些有镇静作用的精油,如薰衣草、橙花等;享受一个放松的精油沐浴,甚至在你的枕头上也可以洒一点;再抱着一个热水袋上床,可以起到催眠的效果。建议你养成固定时间上床睡觉的习惯,晚餐时间也不要安排得太晚(至少休息前3小时)。保持卧室内新鲜空气流通,新鲜的氧气能使你的睡眠中心更好地工作。

放松的技巧,如冥想或观想可帮助大脑休息。如果焦虑是你失眠的根源,草药是能起到一定效果的,如西番莲、洋甘菊、缬草或红景天。这些草药可以放在一起由中医用酊剂疗法治疗,或在睡前以药片或茶的形式服用。可能要花1周左右的时间才开始起效,所以,耐心等待一段时间。你把这看作整个治疗的一部分,这也很重要。我的意思是,你首先需要减少导致你焦虑的压力因素。

你周遭的电磁辐射影响如何?

电磁辐射可扰乱睡眠和激素循环。这种电磁辐射的破坏包括从电热毯、日光浴浴床、手机及天线,到家庭无绳电话和婴儿监控设备所产生的电磁辐射。因为这些是致癌的潜在因素,现已被广泛关注——世界卫生组织已将移动电话的电磁辐射列为可能的致癌物质[1]。世界卫生组织有关此研究的工作组负责人称,现有的以及正在增加的证据足以支持上述结论。属于2B级(可能对人类有致癌危害的等级)。这一结论意味着它们在使用时可能存在的一些健康风险。因此,我们需要密切关注手机和癌症风险之间的联系。

鉴于此分类和发现对于公共健康造成的潜在风险,采取务实的措施减少接触是很重要的,如:使用免提装置或发短信。有证据显示,手机用得多的人其间联系最密切(风险增加40%),标准为使用数十年,每天使用30分钟。由于许多人把手机作为沟通的主要方式,这些人自然也被归入了此类。虽然这些发现还需要进一步被确认,但到目前为止已显示,移动电话对生育率可能有明显的负面影响[2]。

研究显示,移动电话的电磁辐射会影响人们记忆和免疫系统。有关白三烯的特异性免疫细胞的研究表明,暴露于手机3小时后只有1/3的细胞存活下来[3]。免疫学家苏珊娜·爱丁(Susanna Endin)在《人类的自我愈合》(*The Self-Healing Human*)一书中讨论了"女性免疫系统"的概念。女性激素,包括雌激素和孕激素,在女性免疫系统调节中起着重要的作用,反之亦然。女性生殖系统和免疫系统如此亲密地联系着,以至于激素(如雌激素水平过高)的波动会使免疫系统受到影响。这符合观察性研究结果。数据表明,女性在月经期、孕期和更年期时的免疫力会下降,只有等这些阶段过去了,免疫力才会得以恢复。如果子宫内膜异位症患者激素水平长期失衡,她会很容易受到感染。

每周有20小时以上在显示屏前工作的女性流产的可能会增加。研究显示,频繁使用手机或手机24小时随时待命的男性,其精子浓度明显较低[4]。这些发现值得人们引起注意,但也需要进一步研究,确认其相互间的联系。诸如数字闹钟、电视机、DVD播放器、笔记本电脑或电源插座这些放置在你床边的普通物品,使你增加了受到电磁辐射的机会。所以,当你不需要使用的时候,试着关掉甚至"远离"它们,或换以使用电池运转的替代品更好。

中医(TCM)强化了电磁辐射能影响我们的"气"(生命能量)的说法。毕达哥拉斯(Pythagoras)说,这是能让身体自愈的至关重要的能量[5]。其他古希腊哲学家们认为,数学概念更实在,因为它们较物理概念更"注重实际"(更容易规范和分类)。中医及其相关领域的科学如针灸,是以"气"作为穴位的理论基础的[6]。

了解在自己身体上使用的物品

漂白过的卫生棉条和卫生巾是子宫内膜异位症讨论中的一个有争议部分。

那些大厂商生产的卫生棉条使用了经过漂白工序的纸产品,现在通常还使用漂白卡或塑料喷头。漂白过程中产生的二噁英是生产卫生巾、卫生棉条、卫生纸和尿布过程中的副产品[7]。如我在前面章节中提到的那样,二噁英已被确定会对免疫和生殖系统产生不良影响[8,9]。虽然,2005 年美国食物和药物管理局(FDA)研究发现 7 个品牌的卫生棉条内存在二噁英,但如今的卫生棉条生产厂商已使用不同的漂白方法,用二氧化氯代替氯漂白。这加剧了人们对二噁英作为部分民用垃圾经焚烧或处置被排入大气和水中的担忧。一般来说,阴道是一个无氧环境,防止了细菌的生长。然而,使用卫生棉条可能会扰乱这种环境,氧气被包裹在纤维内,增加了毒素和细菌过度生长的可能性,也增加了毒素和细菌进入血液的风险。使用100% 有机棉卫生用品,虽然仍容易会接触到微量二噁英,但已大大减少阴道接触有害化学物的机会。所以,我和其他健康专家都建议你使用有机棉的而不是那些大品牌生产的非有机棉产品[10]。在白天使用卫生巾不是许多女性的第一选择,但在可能的情况下应尽量减少使用卫生棉条(无论是否是 100% 有机棉),某些场合如游泳或度假时应减少使用。如你不可避免地需要使用卫生棉条,你应确保最多间隔 3 小时更换 1 次。这些产品并不是总能有效地吸收血流,所以你可能会感觉到必须得更频繁地更换卫生棉条。

女性一生中可能使用多达 11 000 个卫生棉条,这代表女性身体极其纤弱的部位暴露于令人担忧的二噁英中。随着月经初潮年龄越来越小,这是不是可以解释子宫内膜异位症在年轻女性中的发病率逐渐上升的原因?

一些健康专家认为卫生棉条促使了经血"逆"流,而不是带走经血,我也赞同这一观点[11]。

只要我们有这方面的意识,减少我们身体里毒素就会变得很简单。改变饮食与选择安全的家居用品可以显著降低身体接触毒素的机会,从而也会减少对身体的压力。因此,重视家居用品和护理用品的选择很重要。

止汗除臭剂中常含有金属铝,它易附着于细胞 DNA 里,并留在其中。因为乳房是到腋下最近的脂肪组织,所以特别容易受到伤害。虽然夏天穿新衣服时,你可能会觉得止汗剂是必需品,但是出汗是身体排毒的另一种途径;因此止汗就是阻碍身体排毒。具有讽刺意味的是,如果你身体里的毒素负荷很大,出汗增加,你可能会更倾向于能有 24 小时止汗剂,并如此循环下去。通过饮食净化来平衡激素状态,应该能解决出汗过多的问题,并有希望消除使用止汗剂的需要。除臭剂掩盖了汗水的气味但没有阻塞排泄孔,因此它略胜一筹。碧柔(Bionsen)是常见品牌,其产品既有喷雾的也有滚珠的。

沐浴时肥皂会洗掉人体天然脂肪酸以及对皮肤有益的细菌和酶,破坏了自然的酸碱度,从而破坏了皮肤的保护作用。含天然甘油的洗发水对头皮更温和,可使我们少受牛皮癣或头皮屑的伤害。润肤露和唇膏大多含有石蜡或由原油制成的矿物油,自相矛盾的是它们对皮肤和嘴唇产生的却是干燥的效果。同时,对肝脏和免疫系统来说会有更大的压力。如果皮肤的保护屏障不断被破坏,免疫系统必须更努力地对付已渗入的侵略者。许多化妆品含有防腐剂(它在体内可模拟雌激素的作用,被认为是乳腺癌的病因之一)。据估计,单就化妆品和个人护理用品而言,女性每天就要接触 50 毫克的防腐剂。对于有任何类型激素失衡的女性来说,包括子宫内膜异位症患者,这可不是个好消息。

所以你能做什么?这里有个好主意,那就是检查你的护肤品和保健品,并转到使用不含化学发泡剂(硫酸钠)、丙烯酰胺、矿物油和防腐剂的产品(苯甲酸酯,通常,这些物质都会在苯甲酸酯之前加上前缀,如对羟基 – 苯甲酸甲酯)。尽可能地选择有机护肤品和化妆品,最大限度地降低有害接触。为自己制订一个规矩,不买含有不认识或不会读的成分的产品,因为它们往往都是伤害身体的罪魁祸首。关于有机和安全的护肤品,以及对此的进一步介绍,参见附录 2"有用的信息"。

关于家用清洁产品,你可以购买其他不含有害成分的替代产品,或用醋和小苏打自制,对你来说既经济又有益。关于注意事项的更多信息,参见附录6"洁净与环保"。

如果你过着忙碌的现代生活,环境毒素是很难避免的,但它们也不是不可避免的。留心你买的洗漱用品和家居用品,并养成这样的习惯。很快,你会发现,你的选择会很自然地变得"更安全"。

呵护情绪的健康

有时我们会被困在自己的情绪中,而调解我们的心情是通往我们内心和治愈的途径。如果我们试图麻醉这些未治愈的情绪,我们可能会麻醉自己的本质和健康。

苏珊娜·海蒂(Suzannah Ehdin)

迅速发展的心理神经免疫学(PNI)已表明,我们的精神状态直接影响到身体各组织的功能。长时间身体压力过大和情绪烦扰会击倒我们的免疫系统。

我们暴食暴饮、吸烟、酗酒或沉迷于其他自我毁灭习惯的原因往往是出于焦虑、孤独、失落、无聊、生气或沮丧。除非我们理解并继而处理这些情绪,否则我们的精神和身体健康会遭受重创。要学会关爱自己,自尊自爱将为健康和康复提供一个牢固的基础。

在西方医学中,人体观是以解剖学研究为基础的,而更多的东方的观点(如中草药或中医)则基于生命能量——气和普拉那,译为"呼吸和生命"。毕达哥拉斯于2500年前已指出了这是生命的能量需求,并相信它是治愈疾病的核心。更全面的健康观有三个阶段:机体、情感和生命能量本身(灵魂或精神)。这些能量相互作用,如果不和谐,我们就会生病[12]。换句话说,如果你的思想和灵魂不健康,你的机体就很难保持健壮。

像其他患子宫内膜异位症的女性那样,你可能需要经历一个漫长的情感折磨后才能被确诊。在这个过程中,当你找专业人士咨询时,可能无人听取你的诉说;你的直觉,可能未被重视。

经过多年与自身健康问题战斗之后,你可能发现自己对于那些不良的记忆已经根深蒂固,并受制于你自己的身体。

你要和它共度一生,这是一个你不能逃避的事实。如果你把余生花在自我批评并自怨自艾上,这场战争可谓艰苦卓绝。学会接受自己,通过和疾病抗争学会享受生活,这样才能使我们专注于真正的康复。不要把这误认为是阿Q精神。我所指的是接受、尊重并提升整个自我。当自我提升的动力来自于爱和尊重的时候,它是昂扬向上的。

这些变化是支持康复的第一步。关注什么是你想要的——减少痛苦、提升能量——以及它是如何阻碍你生活的。设想一下那将是什么样子和什么感觉。你的生活更加丰富多彩,沉浸在这样的情绪之中——你不觉得更轻松更快乐吗? 它将如何影响你的生活——你能更活跃地出入社交场合吗? 你能更享受性生活吗? 行动起来,让它实现。以一种你想要的方式做事,同时把这样的信息输送到你的潜意识里。

这并没有改变身体的现实情况,在改善子宫内膜异位症的症状方面,可能还要走很长的路。

情感健康和消化系统之间存在着一个不可否认的生理联系。肠道内有1亿多个神经元和神经组织,仅次于大脑。过度的炎症反应现在也被认为会导致心情抑郁[13,14,15]。由于子宫内膜异位症和炎症对于消化系统所需要的支持往往较明显,这些可能都会促使相关抑郁症的发展。

研究还表明,雌激素和孕激素水平的不平衡对内啡肽的产生有负面影响(那些“聪明的”化学物质使我们感觉良好)[16]。我们的情绪也会影响机体的防御功能,压抑的情绪还会削弱免疫系统[17]。调整你的思想情绪,免疫系统和大脑的生化反应也会随之变化。

不爱惜自己会产生不良情绪,你的身体也会付出代价。要创造机体的和谐与安宁,需要专家的帮助,冥想或修行也有一定作用。为达此目标,积极寻找你所需要的,这是净化过程的开始,也可能它正是你遗失的健康拼图的重要组成部分。

通过营养补品来管理子宫内膜异位症

关于营养补品的新闻报道很混乱,使得公众对于是否应该服用很茫然,更别提具体服用哪些了。

选择适当的营养补品是控制子宫内膜异位症的关键。让人害愁的是,我们获取所需的营养与过去相比更为困难。批量生产的农业技术意味着,食物赖以生长的大部分土壤已耗尽了它的养分,也就是说,我们并没有从食物中得到理想的营养供应。这说明,补充营养素不是服下药片、进食高热量饮食就能够达到的。我们必须做更多,食物搭配营养补品也许能够满足我们对营养的需求。

生病时,身体可能需要更温和的助手来帮助恢复。如果你的健康问题已潜伏了一段时间,自然愈合能力已被慢慢损坏,管理好自己的健康委实不是一件容易的事情,子宫内膜异位症就是这样。子宫内膜异位症患者需要额外的补给支持。研究表明,摄入正确的营养成分可以显著减少子宫内膜异位症的症状[18]。

当我开始写这本书时,我最初的意图是想把我所知道的写在纸上。然而,随着工作的深入,我越来越发现一个问题:我好像没有什么能够特别推荐给你的——我的子宫内膜异位症朋友们。

例如,许多公司支持含有苜蓿的解毒项目,但是在与激素相关的条件下,应最好避免高剂量的苜蓿。过去,我的工作有一部分是为保健品公司规划产品。现在,我已规划了一小部分,专门应用于子宫内膜异位症患者。它们具有雌激素的特征。这些营养补品所包含的成分已被证明对控制子宫内膜异位症的症状有效。

我个人很信赖这些产品,自己也在吃。我知道它们能够帮助我完全恢复健康。不管你喜欢哪个品牌,请确保其中含有这些成分。而且你会发现,花一点精力在产品质量上,结果将会大大不同。并非所有营养成分的形态都是一样的,你可以买到许多不同形态的营养物质。例如,以柠檬酸和抗坏血酸形式存在的矿物质锌和镁是最具生物药效的。这意味着,你的身体可以更有效地利用它们,并获得更大的收益。而其他形式的营养成分可能只是通过你的身体却不会被吸收。它们最初买来时可能很便宜,但就其最终结果而言,实际上却更贵。所以,你要仔细地阅读商品上的标签。

如果你有高血压或糖尿病,现在正要服用某种药物,那么,在开始补充营养品之前请先咨询你的医学顾问或家庭医生。

- **蛋氨酸** 支持肝脏的解毒过程,特别是在分解过剩的雌激素方面。
- **B 族维生素** 对于子宫内膜异位症非常关键。维生素 B_{12} 是抗脂肪肝因子,它能加速去除或减少肝脏中脂肪和胆汁的沉积,从而有助于促进肝功能和清除毒素。维生素 B_6 在分解和调节雌激素、降低疼痛程度和持续时间方面作用突出[19]。B 族维生素在重要脂肪酸 GLA 的转化中也非常关键。GLA 支持抗炎介质的释放,这样可减少子宫内膜异位症与疼痛相关的炎症,起到放松肌肉的效果。复合维生素 B 的推荐剂量为每天 100 毫克。
- **镁** 肌肉松弛剂,天然镇静剂,已证明可以有效减轻背部疼痛[20,21,22]。推荐剂量为每天 300 毫克。
- **维生素 E** 在子宫内膜异位症患者体内的含量明显偏低,这来源于最近的一项研究[23,24]。这可能是氧化过程加强而自然发生的结果。研究还表明,1 天补充 2 次维生素 E,每次 200 国际单位,可使 70% 的女性缓解月经期痉挛[25,26]。

- **维生素 C**　子宫内膜异位症患者维生素 C 含量较低。补充 6 个月的维生素 C 能明显减少氧化应激[①]，从而促进愈合[27,28]。当疼痛发生时，含有类黄酮的维生素 C 有助于放松肌肉，减少炎症[29]。推荐剂量为每天 2 次，每次 500 毫克。

- **锌**　能保护人体细胞免受自由基损伤，起到抗氧化剂的作用；同时，它也是免疫系统所必需的元素。如果锌含量过低，免疫系统则不能发挥最佳功效，因为免疫系统需要锌来帮助"打败"病毒和细菌。推荐剂量为每天 15 毫克。

- **碧萝芷[②]**　是治疗子宫内膜异位症时促性腺激素释放激素类似物（Gn-RHa）的替代品。研究发现，它在治疗疼痛和炎症方面，疗效显著[30]。推荐剂量为 1 天 2 次，每次 30 毫克。

- **Omega - 必需脂肪酸**　对于健康的激素功能和抵制炎症是必不可少的。身体的每个细胞都需要它。一项研究显示，如在饮食中只摄入少量咖啡因、奶制品、低糖食物，同时补充鱼油，则子宫内膜异位症引起的盆腔疼痛会明显减少[31]。鱼油正是 Omega - 3 的主要来源。

　　但是在过去的 10 年里，含有这类脂肪酸的食物来源日益减少，现在已到了几近枯竭的程度[32]。更大的问题是，来自海洋的捕捞物含有重金属，还有其他有毒物质，这是一个令人忧虑的问题。经高度蒸馏去除毒素后的优质鱼油胶囊，至少含有 1 000 毫克的 Omega - 3，这是增加 Omega - 3 摄入的一个好方法。有研究认为，磷虾油在提供 Omega - 3 脂肪酸和抗炎症方面也有积极作用。如果你是素食主义者，我推荐你服用 1 000 毫克亚麻籽油。亚麻籽还含有木脂素，能阻断细胞中的雌激素受体，

---

① 氧化应激（Oxidative Stress, OS）是指体内氧化与抗氧化作用失衡，倾向于氧化，导致中性粒细胞炎性浸润，蛋白酶分泌增加，产生大量氧化中间产物。氧化应激是由自由基在体内产生的一种负面作用，并被认为是导致衰老和疾病的一个重要因素。——译者注

② 碧萝芷是强天然抗氧化剂，提取自法国沿海松树树皮，碧萝芷在欧洲和美国已经有上百年的应用历史。科学实验证明，碧萝芷通过提高人体内抗氧化水平，降低服用者患心血管疾病、炎症，甚至是面部黄褐斑等不良病症的风险系数。——译者注

减少雌激素为主导的一些疾病包括子宫内膜异位症的发生。

● **益生菌**　如果你觉得你的消化系统需要一点额外的支持,那么就补充益生菌吧。益生菌有助于建立一个健康的肠道环境,提高免疫力,促进消化。选择1个至少含有20亿个菌落形成单位的嗜酸乳杆菌(CFUs)的益生菌配方产品。

完全参照推荐剂量服用的同时,你还需考虑这些营养补品是以何种方式被摄入的。我能给你的最好的建议是:严守每天按时服用。如果你吃吃停停,或想起来才吃,那么这种做法是不会产生良好的效果。所以,工作时把它们放在桌上,在家时放在你看得到的地方——但必须避光,且不高于室温,以避免其变质。我把我的维生素放在洗手池边,这样我就不会漏服了。

一些用于子宫内膜异位症的草药

实验研究不断表明,药用植物有抗炎和缓解疼痛的特质,已经在子宫内膜异位症的治疗中崭露头角[33]。草药和营养素有奇妙的协同关系。除了营养的生活方式,服用草药能有效支撑维持正常激素水平,帮助你对付最严重的症状[34]。食物补充的同时,服用草药会产生奇妙的互补效果,还不必担心安全问题。临床证据显示,草药对循环系统、免疫系统和内分泌系统都具有很好的调节作用。

《欧盟传统草药产品指令》(*The European Directive on Traditional Herbal Medicinal Products*)要求:所有没有正式执照的非处方中药必须经授权才能在欧盟市场上销售。为了获得这个授权,公司需要证明该中药已在欧盟范围内至少使用30年,或在欧盟内15年和在欧盟外30年。虽然该项指令为使用草药的大众确保了草药的质量、安全,并制订了健康声明。但是,这也可能限制我们使用一些草药,有些是已用了30多年的常用药,却因此指令而被废弃停用了。更可悲的是,产品获得执照和授权需要花费公司大量的金钱,所以,这项指令也迫使许多杰出的但规模小的草药供应商倒闭了。即使是可销售的产品,其剂量也被设了上限,致使很多有效剂量的西草药只能从草药医生处获得。大量的纯中草药产品(如产品中只有草本植物)从健康食物商店和超市"下架",这实在不是什么好事。

　　以下关于草药的信息,得益于被誉为草药医生先驱的麦金泰尔·米迦勒(Michael Mclntyre)的经验和智慧。他提供了许多信息,并尽可能地给出了子宫内膜异位症的治疗剂量。如你想获得量身定制的最佳配方,我强烈建议你咨询中草药医生(参见附录2"有用的信息")。

西草药

用于调节雌激素和孕激素水平和平衡

荆子又称荆条、西洋牡荆　是一种用于治疗女性内分泌问题的优质草药。它通过适当地刺激垂体,来降低或提高激素水平,维持平衡[35]。长期治疗时,常用剂量为每天 1~5 毫升(1∶2提取物)。急性发作期时,短期治疗可使用较大剂量,但是要在专业医生指导下应用。

野生山药又称薯蓣(Dioscorea Villosa)　传统上用于纠正黄体酮不足[36]。普遍认为这种药材治疗子宫内膜异位症有效在于它有拮抗雌激素的特性,殊不知,其抗炎和抗痉挛作用可能更能说明它的功效[37,38]。具体剂量因人而异,需要咨询。

用于疼痛管理

痉挛树皮又称欧洲荚蒾(Viburnum opulus)　正如其英文名字暗示的,它是对抗痉挛的药、肌松剂。剂量为每4小时将5毫升酊剂溶于水中服用,可缓解急性疼痛。

姜黄(Curcuma longa)　是香料中的活性成分。在减轻炎症和作为抗氧化剂修复子宫内膜侵袭粘连造成的损伤方面显示了良好的功效。姜黄在治疗子宫内膜异位症方面非常有潜力[39]。推荐剂量为每天 3 次,每次 400～600 毫克姜黄粉末(标准化姜黄素含量)。我也建议你尽可能多地用于烹饪中。

当归(Angelica sinensis) 用于严重的痛经和贫血。根据中医传统理论,该药可活血化瘀。已证明,它可与雌激素受体结合,从而减少体内雌激素含量[40]。推荐剂量为每天 3 次 4 毫升酊剂(1∶5)。

蓍草(Achillea millefolium) 是一个较少被研究的草药,用于月经不规律和痛经[41]。有抗炎疗效,子宫内膜异位症患者可使用。推荐剂量为每天 3 次,每次 2～4 毫升酊剂(1∶5)。

加强免疫系统

紫雏菊类 包括松果菊、沙枣和淡紫松果菊。我相信大部分人听说过紫雏菊,关于它的免疫支持特性有很多相关报道[42]。子宫内膜异位症的女性免疫系统被削弱,紫雏菊恰可以补充这一不足。用量为每天 3 次,每次 5 毫升酊剂(1∶5)。

接骨木(Sambucus negra) 是一个鲜为人知的西草药,但它支持免疫系统的能力绝不差。我甚至认为它可能有神奇的功效。这个药就像是穿着羊皮的狼——外表貌似温和,内里作用强大。越来越多的证据表明,这种草药可调节免疫系统,平复和加强免疫功能,具有抗炎作用。接骨木提取物还能增强机体抵御病毒和细菌感染的能力,而这恰是子宫内膜异位症患者所需要的[43,44]。用量为每天 4 次,每次 5 毫升提取液。

用于情感支持和精神健康

圣约翰麦芽汁(Hypericum perforatum) 众所周知具有稳定情绪的作用,而且无不良反应，是抗抑郁药的合适替代品。研究表明，在疗程开始后的 3 周内，圣约翰麦芽汁即有提升情绪之功效。在改善情绪、减少焦虑失眠等方面等同于 5 – 羟色胺抑制剂（SSRI）氟西汀（商品名：百忧解）[45,46]。

自然疗法能够处理的，不仅仅是轻度抑郁或者情绪低落，它甚至能产生神奇的效果。但我仍要强烈建议你，开始任何一项治疗前，一定先与你的家庭医生认真讨论方案。谨记圣约翰麦芽汁不要与抗抑郁药或其他一些处方药，如抗凝药、降胆固醇药物（如辛伐他汀或蛋白酶抑制剂）等同时服用。如同时服用，可能会使避孕药无效。服药前请咨询你的医生。有充分证据表明，圣约翰麦芽汁的总体效果是提升血清素、去甲肾上腺素和多巴胺等物质的水平，这些化学物质使我们"感觉良好"，对于治疗抑郁有显著效果。

麒麟草又称红景天（Rhodiola rosea）　是我最喜欢的草药——有人说，它是治疗子宫内膜异位症最出众的草药。可以增强体力、提升耐力，帮助机体调试和抵抗内外部压力。这个神奇的草药还具有增强运动机能、提高性功能、改善抑郁、焦虑的作用——以上听起来是不是正是控制子宫内膜异位症这一疾病所期待的目标？麒麟草还有预防感冒、治癌症、抗衰老、防肝损伤等多种功能；还可加强神经系统和免疫系统的功能。一项经过 6 周治疗的临床结果显示，麒麟草可治愈轻中度抑郁症[47]，同时还可减少精神疲惫、改善记忆力等[48,49]。推荐用量为每天 2 次，每次 340 毫克。

传统中医

科学研究日益证明了中医中药在治疗女性内分泌系统病症时的有效性。中医强调气血平衡对于生殖健康的重要性。最近的一项研究[50,51]，首次对中医治疗子宫内膜异位症进行了系统回顾[52]。共 158 名女性作为研究对象，结果证实，中医疗法有效减轻了症状,其缓解症状的效果可媲美激素类药物孕三烯酮。草药最大的益处在于几乎没有不良反应,这和以往常用药物是不同的。第二项临床研究证实,中药疗法在治疗子宫内膜异位症方面,甚至比激素类药物达那唑更成功。而且,有必要再次强调,中草药产生的不良反应比西药要少。

我曾与中医专家一起工作,他们认为子宫内膜异位症是"气滞血瘀"所致。这种状况可以通过多种方法联合进行纠正,大部分我们已经讨论过了,如中药、针灸和食疗等。

针灸

针灸操作是建立在身体由许多不同的经络组成的理论基础之上。沿着这些经络运行的是被称为"气"的能量。如果经络某处的"气"被阻滞或停滞,就会导致身体不平衡,出现症状,例如疼痛或疾病。沿着经络找到各穴位,刺激能量,"气"就可以自由流动,继而帮助身体重获平衡。行针时,医生依症状不同将精细的针刺入经络上合适的穴位里。

针灸治疗子宫内膜异位症的效果已经得到了科学界和医学界的广泛认可。针灸能促进身体的愈合反应,刺激身体的能量流动,从而有助于身体恢复平衡。对于接受体外受精(IVF)的女性在改善子宫血流方面也有重要意义。同时,也已证实能促进机体产生内啡肽,减少疼痛(我们已经看到,临床上它确实对很多女性产生了神奇的效果)[53,54]。

我最近读了一些有趣的研究,认为目前子宫内膜异位症患者的疼痛管理远远不够。针灸可被用作辅助手段[55]。2002 年 12 月《中医药杂志》(*Journal of Traditional Chinese Medicine*)发表了一项研究,选取了 67 例子宫内膜异位症引起的痛经患者作为研究对象。结果表明,其中 81% 的女性接受针灸治疗后,疼痛有所减轻[56]。

血止茶　由我的同事兼朋友艾玛·卡农(Emma Cannon)配制的茶[57]：相等量的肉桂、生姜和陈皮放入水中，小火炖，直到水量减少了1/3后将其喝下。非常美味！喝完可以感觉体内血液奔流。

结语

通往健康之路的营养疗法多种多样，效用取决于是否调动了机体参与自然的修复与愈合。通过对生活方式细小而有成效地改变，你会掌控你的身体，获得幸福感。培养这方面的意识，就是开启了通往健康的康庄大道。要想改善子宫内膜异位症的症状，最终取决于你的整个想法。同时，对生活方式和情感的处理也起着举足轻重的作用。

回顾一下你应该如何有意识地生活。

每天：

- 补充维生素和矿物质，以支持激素平衡和抗氧化作用(含所列的营养成分)。参见附录2"有用的信息"。

- 走到室外，呼吸新鲜空气，沐浴阳光。早晨起来，户外散步或者锻炼，如做瑜伽。这极有利于启动循环系统将营养成分输送到全身，同时也有助于维持健康的体重。

- 每天喝大量(1.5升)的过滤水。建议在你的住处安装一个水过滤器。

- 深呼吸。这有助于你放松、减压、促进氧循环，并促进修复和愈合。

- 闭上眼睛。睡眠使身体获得再生和修复的机会。如果你没有得到充足的休息，身体损伤会累积，会导致某些问题如激素失衡发生。

你还能做什么？

- 检查你周围的电磁场。将 Wi－Fi 系统、电话和数字闹钟从卧室内移出，手机使用免提，以减少与电磁场的接触。

- 精心选择家居用品。选择使用那些不含防腐剂、矿物油、丙烯酰胺的有机护肤品，和未漂白的卫生用品。

- 为你的家庭选择天然的清洁产品，以减少你房子里潜在的含外源性雌激素的化学品数量。

- 买来的食物放入橱柜或冰箱前，先去除塑料包装。

- 选择无铝除臭剂。你可以从一些健康食物商店和超市买到。如果含铝，它会在成分表中列出，所以购买前请仔细阅读食物标签。

- 呵护你的情绪健康。花时间照顾你自己和你的情绪；压力之下你可能很容易变得筋疲力尽，身体也更易受损处于不健康状态。

- 有关食疗、激素平衡，或疼痛管理事宜，请向针灸师或中草药医生咨询。

第五章

行动起来

你已经阅读了本书。我希望你已经清楚地认识到做出改变和照顾自己的重要性。你可能会尽可能地想照着书上说的做,然而却发现根本没时间这样做。也许真的是这样的。你有 N 个理由,工作忙啊,家中有嗷嗷待哺的孩子啊,或者家里那口子只吃一荤两素啊,等等,说自己无法做到书中所说的这些,但这都不是借口。你是能够挤出时间来的。而且,相信我,如果这样做了,这些变化将使你受益良多。只有照顾好了你自己,你才会有能力去照顾别人。是时候该为自己的长期健康考虑了,也许现在正是你认真审视、重新评估自己生活的时机。

本章对于如何改变饮食和生活方式进行了总结。你可以写进行动计划,并付诸实施。

我很明白积习难改。这是一个心理事实。但是真正开始改变后,这些旧习惯终将轰然倒下。假装改变很容易,但却毫无意义。在对新的生活方式开始感觉自然和舒适之前,你将会花一段时间适应。不过,当你开始感受到它的好处时,你可能会想,为什么我以前没这样做呢?

找到那些影响你的"触发器"。午饭后你会血糖不稳吗?你会回到家饿着肚子面对空空如也的冰箱吗?你能保持饮水充足的状态吗?切记,口渴可能会被误认为是饥饿。提前计划并在网上购物,在厨房里储存好适合的食物。

要善待自己。可能有一段时期你会不经意地回到从前,但这并不意味着一切从头开始。有时,犹豫不决就像是你通向健康饮食之旅的一段弯路。假定你确实真的偏离了轨道,也不要捶胸顿足地痛斥自己。罪恶感与惩罚都会对你产生危害。用你已学到的知识,振作精神,为养成好的营养习惯铺平道路。给自己 3 个月的时间,你会发现自己一步步走向正轨。

本章和本书的种种建议,并不意味着你再也不能熬夜、不能喝未经过滤的水或非得吃有机胡萝卜,只需要你确保能做到这些建议的 80% 就足够了。

行动起来

花时间养成这些新习惯。比如花 1 个月的时间,把这件事展开、实施。一口吃不出大胖子,企图一下子改变太多可能会使你对生活厌倦。所以,如果想全面控制你的子宫内膜异位症,那就一步步照我说的做吧!

有意识地吃

- **在线购物**　如果你时间紧,那就在网上挑选确实需要购买的食物,然后存满你的橱柜,这是个好办法。
- **投递箱**　考虑在你家附近设一个投递箱。投放当季的新鲜水果、蔬菜、肉类和当地的有机农产品,同时配上教你如何烹饪的食谱。
- **寻找当地好的食材供应商**　找一家能提供当地有机蔬菜和肉类的好的供货商,送货上门或送到便利店,你就能提前将这些食物冷冻起来。关于有机投递箱计划,参见附录 2"有用的信息"。
- **寻找当地的健康食物店**　找到你家附近能为你储备坚果、种子之类或其他可替代垃圾快餐食物的健康食物店。
- **采取机械化**　考虑购置一个搅拌器和面包机。搅拌器将使烹饪变得简单易操作,做汤做冰沙两相宜。这是一项非常值得的投资!面包机不仅让你很有满足感(或许只是给我?),也可以让你随心所欲地制作无麸面包(如果你需要无麸食物的话),而且你不需要花费多少。我们家经常为此忙个不停!我们家还有一个榨汁机的附件,它可装在食物加工机上使用,这比单独买一个机器要便宜很多。

- **投资一台水过滤器**　我们家有一台安装入水系统中的水过滤器。最初购买时,它确实显得昂贵,但是用了几年后,相比壶式过滤装置,你就会发现它实则更便宜、更有效。简单地说,我们过滤器的系统在将脏物质滤掉的同时,保留了有用物质。而其他过滤器会把脏物质和好的矿物质一并去除(参见附录2"有用的信息")。

- **买个蒸笼**　用蒸笼来蒸所有的蔬菜,而不是煮。这样做,对保留营养成分更有效。如果你确实没有蒸笼,可以将一把漏勺放在无盖的锅上,锅底放少许开水,然后把锅盖上。当一些营养成分流入煮的水中后,你还可以用它来做汤。

- **每3小时进食1次,每顿饭都要吃**　长时间不进食会威胁你的血糖平衡,而且会威胁到你的激素平衡。同时,也会使你的身体错过补充营养成分的机会。

- **必需脂肪酸**　吃大量富含必需脂肪酸的食物,如新鲜的鲑鱼、鲭鱼、金枪鱼、坚果和种子。

- **烹饪时,添加很棒的调味品**　如姜黄、生姜、迷迭香、孜然、茴香和香菜。现已证实,这些调味品有很多益处,它们在使食物更美味可口的同时,还能减少体内的炎症、促进胃肠道消化。

- **减少刺激**　如果可能的话,将每天进食含有咖啡因食物的次数减少到2次。

- **选择粗粮**　选择全谷物食物,而不是精细食物。

- **减少含麸食物摄入**　无论你是否不耐受或过敏,少食含麸食物是明智的。西餐偏于含较多麸质,吃多了可能会损伤肠壁,进而对整体健康有害。

- **进食当季食物**　让餐桌上的食物丰富起来。当摄入水果和蔬菜时,身体会与天然习惯同步工作。食用当季食物,按照自然界的时间顺序,在恰当的时间给身体提供适合的营养。

- **水** 目标:每天至少喝 1.5 升水。避免用餐时大量饮水,否则可能会影响消化。

- **保持每餐进食精益蛋白质** 每餐进食精益蛋白质,尤其同全麦食物相结合,能增强你的能量水平,促进激素分泌和平衡。

- **减少糖摄入** 如果食物一点甜味都没有,并让你觉得难以下咽,那么你可以用有机水果干或当地蜂蜜(最好是麦卢卡蜂蜜)增加一点甜味。

- **摄入水果和蔬菜** 每天进食至少包括 5 份份额的不同水果和蔬菜,将其榨汁,或制成蜜饯都是很好的方式。

- **通过植物的作用来平衡你的激素水平** 豆子、豆腐和绿叶蔬菜能用来平衡雌激素水平。

有意识地生活

- **审视一下你放松的方式** 你每周外出多于 2 次吗？你每天必须要工作到晚上 7:30 吗？你是否有洗个澡让自己放松的习惯？它就像在跑步机上释放压力那样对你有好处。审视一下你优先考虑的事,并且尽可能多地围绕它们生活。

- **检查你的烹饪器具** 铝制炊具对消化系统可能会产生不良影响,如口腔溃疡。当不黏锅上的特氟龙涂层开始脱落时,也可能会导致你的肠道出现问题。

- **营养咨询** 如果你觉得自己有不耐受或过敏,可以预约一个临床营养师来帮你找到原因。

- **保持运动** 找到一种能滋养身心且你感觉能长期坚持的运动方式,定期锻炼身体。

- **浴刷**　浴刷对开启净化模式尤为重要。最好能做到 1 周 1 ~ 2 次,以刺激吸收的营养物质循环,促进淋巴系统清除毒素,这是一个很好的习惯。

- **80/20 法则**　通常我们对于食物的评判是"好"或"坏"做为标准。一些食物对我们的健康有益,即使我们不那么喜欢它们;另外一些食物可能有损我们的健康,于是我们吃的时候胆战心惊,又或者唯恐避之不及。如果你一直是持有这样的判断标准,而不是考虑"滋养"或"补给",很容易觉得自己很健康。记住,无论选择哪种食物,这只是一种选择,请愉快地接受它。根据营养专业知识——食物 80% 是用于滋养我们的身体,而其余 20% 是满足我们的口福。这就是 80/20 法则,以这种方式,我们将让所有食物发挥最大的功效。

- **放松**　中国人认为,进餐的时候最好不要工作。当我们专注于享受美食的时候,消化功能运转最好,不要分心或被其他因素打扰。最好用餐时气氛轻松愉快,不要阅读、看电视或者边吃饭边工作。因此,花点时间享用你的午餐或晚餐,别让其他的事情打扰你。

- **去除进餐的紧张因素**　进餐前花点时间放松姿势,或者做几次深呼吸,这对我们的健康有帮助。如果你交叉双腿、坐姿歪曲或驼着背进餐,这会挤压你的消化器官,阻碍食物通过身体。

- **"散装"购物**　尽可能地避免外包装,如果无法避免,请在储存食物之前将包装拆除。

- **充分咀嚼**　有一句谚语:"胃里没有牙齿"。充分咀嚼食物,以减轻消化器官的工作,提高营养物质的有效吸收。在咀嚼的同时,口腔里的温度也温暖了冷藏食物。

- **最好在你没饱之前,停止进食**　在食物丰富的情况下,这有时可能也是困难的。如果我们每餐都吃得过饱,会出现消化不良,食物总是处于待加工的状态。结果,我们的能量总是忙于消化多余的食物,身体就会感到疲劳。

- **为清洁考虑,为绿色考虑** 选择不含有毒化学物质的家居产品。想想,你会把它们拿给孩子吃或者用在孩子身上吗?

有意识的外出就餐

- **印度菜** 避免食用奶油咖喱菜和印度烤馕,取而代之的是鸡肉、鱼或炭烧烤素食,或菠菜等。

- **意大利菜** 选择意大利蔬菜汤、混合沙拉、鱼。如果你无法抗拒披萨的美味,那么选择从别人盘子里分享 1 块怎么样?当然吃的时候搭配一份沙拉。

- **泰国菜或中餐** 选择 *miang yuan*(是一种用大虾和新鲜薄荷制作的软春卷)或任何一款烤虾菜;主食类选择白饭或光面,而不是炒饭或新加坡面条。尽量点虾或炒鸡肉,而不是糖醋排骨或北京烤鸭。

- **当地酒吧** 尽量选择菜单上的鱼肉、羊肉或鸡肉,烹饪方式以烧烤或慢烤为主,而不是油炸。可以要 1 份烤土豆,零食可选择橄榄和坚果(但不要烤坚果或花生)。

- **午餐三明治吧** 选择以蔬菜为主的汤、沙拉或内里填满了金枪鱼鱼肉和鹰嘴豆泥的带皮烤土豆。

商店的购物清单

- 无麸面食,如大米或玉米、藜麦面食

- 冷榨油品,特级初榨橄榄油

- 烹饪用的菜籽油或其他优质油(如纯大麻籽油富含 Omega – 3、Omega – 6 和 Omega – 9)

- 无麸质面包

- 年糕或无麸质饼干

- 有机水果干（非有机中含防腐剂）

- 坚果黄油（尝试从健康食物商店购买少糖或无糖的品牌）

- 全麦食物或野生米

- 种子——如葵花籽和南瓜子

- 坚果——如巴西坚果、杏仁和核桃

- 有机无盐黄油

- 草药茶——甘菊、薄荷、茴香，它们有助于消化系统

- 南非茶含抗氧化剂，可用于愈合。对于含咖啡因的红茶来说是很好的替代品

- 大豆——鹰嘴豆、小扁豆和白豆，用于制作三明治又或者用来作烤马铃薯填料、蘸酱都是很好的选择

- 调味品和草药——黄姜、生姜、迷迭香、小茴香、茴香和香菜

- 日式酱油——无小麦的酱油

- 无麸质粥

- 无麸质什锦早餐

- 藜麦

关于能满足你以上需求的信息，参见附录2"有用的信息"。

结语

花点时间关爱你的身体，就像维护你的爱情。为做到这一点，我们需要正确的"构建材料"：没有均衡营养的饮食，我们的身体就无法迅速愈合，无法强健。

伴随着你每一次有意识的呼吸、每一顿认真挑选后的饮食、每一口摄入的纯净水，你会一步步真正地使自己的身体回到应有的幸福状态。健康的生活方式能够赋予身体机能和谐，找回之前被子宫内膜异位症打乱的激素平衡，你将一步步远离疼痛，远离疲劳。

第三部分
净化

第六章

控制——快速启动净化法

前面几章已经突出强调了一个问题，即你对自身机体的所作所为，对于机体达到良好状态起着至关重要的作用，这在获得激素平衡方面尤其重要。

接下来，我们来探讨建立一个运作完善的机体排毒体系的必要性。这一体系对于加强机体的自我修复能力和缓解子宫内膜异位症的症状至关重要。在我看来，不能在清洁和营养这一重要体系的前提下实施的子宫内膜异位症治疗，就好比在松散的沙滩上盖房子，不能维持长久。首先，我们需要去除身体里的那些减弱修复和愈合能力的因素（虽然这样做可能会导致症状和疾病加重）。然后，我们想办法来维护它，从而使机体维持强大的免疫功能、健康的激素分泌和完善的排毒体系。

净化饮食对我们来说无疑是一件好事。如今"排毒"这个词已被过分滥用。从几天仅吃水果到严格医疗监护下的禁食1个月都被称为"排毒"。实际上，只有后者才可以真正称得上是排毒。要进行这样的排毒，必须与有资质的临床营养师进行充分商谈，并实施医疗监督。对于重度子宫内膜异位症患者，如果不能很好地监督和掌控，即使是一套完整的排毒计划也有可能使情况变得更加糟糕。因此那些操作起来规律、温和的，被称为"净化"的治疗反而可能更适合。

你会发现，杂志推荐的诸多健康计划，或者"24小时排毒"之类的书，并不能帮助你的机体好好修复，并开始良好运行。因为这些计划不是专门设计用来促进激素平衡的。基于我多年的经验、研究和热情，既专业又个体化地，我量体裁衣地设计了下面的"快速启动净化法"（kickstart clearnse），希望这种实用而又持久的方法能为你重建健康的基石。这个方法鼓励你休息，重视机体自身的修复能力，珍惜激素平衡。在本书第二部分的营养和饮食中，将教你如何通过"快速启动净化法"从根本上获取激素平衡。这两步将使你真正保持和掌控健康。

如果你遵循本章节的建议，会大大提高身体的免疫力，保持情绪稳定，促进皮肤清洁，使头发、指甲、消化道等均处于健康状态，而不仅仅是停留在控制子宫内膜异位症的症状上。

为什么爱护你的肝脏至关重要？

肝脏通过血液循环过滤所有东西，包括食物、护肤品、空气中的毒素和一些抗营养物如咖啡因、酒精等。它还可以通过破坏衰老的红细胞、白细胞、过敏物质和细菌等来调节免疫系统，但也许对子宫内膜异位症患者而言，肝脏最重要的功能是去除血液中废弃的激素。它通过过滤血液，分解并去除多余的激素，并把它们排出体外以达到上述目的。

当你的肝脏开足马力高效工作时，它是你激素健康的核心。但是多数人都因毒素摄入过多导致肝脏负荷过重。这对于子宫内膜异位症患者来说，这可不是什么好事。如果肝脏因环境毒素摄入过多或营养摄入不足而导致负荷过重，它就无力去除血液中过多的雌激素。相反，这些雌激素可以继续在体内自由循环，破坏人体的激素平衡，并刺激子宫内膜碎片生长，从而发生子宫内膜异位症。

通常我们不会注意到这个过程的发生。有毒的负荷可以被你健康的外表长期掩盖。毒素超载的症状包括激素相关疾病的进展、倦怠、皮肤状态差或激素波动等，这会导致痉挛性疼痛加剧或经前期综合征。像很多人一样，你逐渐陷入一种"不适"的状态。我们很多人只能被动接受它。

在空气、水、食物严重污染，营养饮食缺乏的环境中，肝脏变得工作效率低且迟滞，不得不更加卖力地运转，来获得更多的营养支持。

每天，我们都有意无意地给自己的身体增加化学物，这是现代社会的通病。有时毒素是使我们生活受益的产品中的副产品，如来自汽车、公共汽车或飞机的烟雾，还有洗衣清洁剂，或者是保证热带水果成熟，并在旺季时出现在超市货架上的杀虫剂……如何保护我们的身体免受现代生活方式带来的负面影响，对于维护健康至关重要。

肝脏是一个异常聪明的器官，通过正确的手段来起到清洗和愈合的作用，但也需要其他解毒伙伴协同工作，如肾脏、皮肤、内脏和淋巴系统等。肝脏需要这些伙伴强大到足以处理这些"毒包"，将它处理过的有毒物质排出体外。因此，支持所有的这些器官，以及提供大量的营养物质和休息是启动身体净化的关键。这对于身体来说其好处是全方位的。

肾脏、膀胱与肝脏一起协调工作。你的肾脏确保你有足够的矿物质如钾；通过这一系统的运作去除那些你不想要的盐、氮和其他化学物质。肾脏过滤这些物质，通过排尿将它们排出体外。这就是为何在启动净化时，你会发现你的尿液有点异味。

如果肝脏负荷过重，肾脏则需要顶替它完成剩余的工作。这很棘手，因为肾脏不是生来就干这个活的。因此，肝脏委托肾脏处理一部分毒素，然后肾脏会再分一部分负担给膀胱，结果就会在你的泌尿系统累积有毒的废物。这就成了酵母菌感染和其他细菌繁殖的病因，从而导致尿路感染时常发生。

启动净化

启动净化的主要目的是恢复激素平衡并为这一切自然发生而铺平道路。如果要获得持久的活力、并缓解任何激素相关疾病,尤其是子宫内膜异位症。这一方法已经被很多人尝试、考验、磨炼并日臻完美。

推荐的饮食与精选的食物可以改变体内雌激素异常堆积的状态,并支持自然净化过程。第 1~2 天是准备期,使你的身体逐渐进入到净化的状态中;第 3~4 天集中通过水果和蔬菜的营养来启动肝脏的净化过程。这些食物中富含纤维素和营养成分,可提供重要的抗氧化物质来治愈身体的损伤,而纤维素可用于净化肠道。第 5~6 天通过谷物刺激肠道排便,去除体内的有毒物质,促进激素平衡;第 7~14 天继续用营养物质来"武装"你的肝脏,用富含纤维素的食物来清理肠道。这项饮食计划也为细胞提供了损伤修复和激素分泌所必需的蛋白质。

在整个饮食计划中,保持水量是非常重要的。这会使你清除毒素的速度加快并减轻身体的不良反应。记住在你感到口渴之前喝水。如果你发现自己口渴了,这就意味着身体已经发生脱水。设定每天饮用 1.5~2 升的纯净水,大约相当于 6 杯。如果你是喝瓶装水,推荐选择玻璃瓶,而不是塑料制品。我同时也强烈推荐每天早餐前 30 分钟饮水。这必须是 1 杯温水,你可以添加少量的苹果醋和 1 勺质量好的蜂蜜(麦卢卡蜂蜜等)。这可以刺激肠道并唤醒肝脏。

注意:如果你已经怀孕或试图怀孕,请不要开启净化过程。因为胎儿和胎盘是吸收毒素高度敏感的系统。如果你试图怀孕,请先观望 1 个月确认没有怀孕再开始净化过程,可以从你原来中断的地方开始。由于净化可以使激素和生殖系统更优化,你的生育力也可能会提高。如果你是在服药中,净化前也请先联系你的医生。

第三章简述了启动净化的营养饮食原则并通过饮食促进净化的过程。

如果你已经遗忘,以下是简单的总结:

- 减少压力
- 充足的睡眠
- 降低你体内的非食物毒素负荷
- 戒酒
- 戒烟
- 减少饱和脂肪酸的摄入量
- 饮食多样化
- 戒除糖果
- 阅读食物包装上的标签,选择有机食物
- 喝大量的纯水
- 每天喝 1 杯排毒果汁
- 每天早上喝 1 杯温水,里面可以加一点苹果醋和麦卢卡蜂蜜
- 在早上(必须)和晚上(如果你还记得)用干刷刷刮你的皮肤
- 5 天之后从低强度开始锻炼身体

第 1~2 天　身体做好准备。去除饮食中的咖啡因、酒精、麸质食物和糖。喝矿泉水冲泡的绿茶或花草茶。可以吃将豆类、豆腐、扁豆、去皮的鸡、火鸡和鱼拌在一起的大沙拉(热沙拉中还可加入根茎类蔬菜,冬天可改用炒菜或汤的形式)。新鲜的豆芽营养丰富,你可以自行种植或到健康食物店、超市购买。混合种子,如葵花籽或南瓜子可添加到沙拉或炒菜中。可以用冷榨油①如橄榄油、菜籽油、核桃油、亚麻籽或麻油等制作美味的调味品。白天多喝水,避免暴饮暴食。这 2 天的

---

① 油料作物经过低温压榨所生产的植物油称冷榨油。——译者注

目的是慢慢地放松你和你的身体,做好准备,避免净化过程中对身体产生过度的刺激。

第3~4天　启动净化步骤要上升一个层次。这最初的48小时内只吃蔬菜和水果——榨汁、炖、烤、原味、干或混合——不管你是否喜欢吃,但记住不要油炸。在冬季或寒冷的天气尽可能吃温热的食物。需要警告的是,干果中果糖的含量很高,如果你吃得太多的话,可能会引起腹胀。从饮食平衡的角度来说,食物种类越多,对你的身体越好。水果容易消化,并且可以提供大量的抗氧化剂,是你修复损伤并恢复身体所必需的。水果同时可以提供大量纤维素供给肠道中的益生菌。1天里尽可能地多喝温水,里面可以加半个柠檬。这对于平衡身体的酸碱性以及促进毒素积累分解有着神奇的功效。

在净化的前几天,你可能会感到有点疲劳和烦躁(比通常表现的更厉害!),也可能会长一点斑,感觉头痛或精神萎靡,和宿醉的感觉有所相似。你可能会觉得像是在月经期,有轻微的下腹痉挛甚至点状出血。这是肝脏在工作,以维持激素平衡,并清除过量的炎性致痛物质。

为此安排在周末开始净化工程显然是更明智的选择,这样更方便你处理这个过程。确保有足够的纯净水、花草茶、新鲜空气以及适量的运动,如散步、瑜伽等类似的运动。这时候肝脏工作强度很大,需要得到呵护,因此,尽量不要参加聚会或非常剧烈的运动。有人发现她们会有点情绪低落或是更容易发怒,许多自然健康专家认为这是由于肝脏掌管着愤怒的情绪。对那些习惯于抑制愤怒的人,清理肝脏垃圾的同时也能清除储存的不良情绪。

这个阶段是非常、非常容易让人想要放弃的。相信我,万事开头难。我不再强调你的坚持不懈将会带给你怎样丰厚的回报。通过这段短暂时间机体的自我修复,你会从精神上、身体和情感上感到惊人的变化。

如果你认为念珠菌是一个问题,那么,你可以用蔬菜代替水果,同样道理,第

3～4天只吃米饭和蔬菜。在我的诊所里，我一直坚信的事已被证实，那就是念珠菌仅仅是一种症状，而不是疾病。通过启动净化，你实际上是从源头上解决念珠菌的问题。许多认为她们有念珠菌症状的人其实完全可以吃炖水果，所以这当然是值得一试的。

第5～14天 你可以从第5天开始添加去除了麸质的全谷物食物，并从第7天开始添加优质蛋白质。全谷物是指去除麸质的藜麦和全麦米饭（包括米饭、蛋糕、饼干）。优质蛋白质包括牛肉、家禽和鱼。午餐和晚餐可以吃新鲜的沙拉，或用清蒸、榨汁、炒或烤的方式烹制的蔬菜。记得在寒冷或潮湿的天气里，要食用温暖的食物。你在烹制食物时可以添加一些香料如生姜、豆蔻、孜然、茴香子、姜黄、迷迭香、辣椒和大蒜等。这些香料不仅可以提供额外的味道，而且它们有极佳的健康益处，包括已被证明的可以减轻炎症并帮助消化。在净化工程中，我倾向于使用这些香料。1天中尽可能多喝温水，里面可以加半个柠檬。

在这个阶段，你可能开始感觉到"毒素"在减少，同时觉得精力较之前有所提升。到第10天，你将欣喜地感受到新食谱的益处。这是一个极好的方式来继续调整你的饮食，并成为营养饮食第2阶段的重要基础。它调整功能迟缓的解毒系统带来的多余的酸性物质。由于过多的酸性物质会导致炎症发生，启动这一解毒净化的效果显而易见。

如果你确实打算执行这个净化过程的话，我强烈建议，在完成第5～14天的工程后，再执行10～14天。执行10天后，你会开始感觉很好，20～28天后，你会觉得好得不可思议。

净化你的生活方式

单单靠供应营养食物还不够，你还必须减少毒素摄入，同时保障机体的排泄通道顺畅。很多身体的废物通过呼吸和皮肤排出体外。因此，锻炼、深呼吸、喝大量的水，均有助于净化身体并加强净化的效果。这个净化期是你打破不良习惯，而代之以健康生活且长期坚持的黄金机会。

- **有机食物**　通过有机方法尽可能地清除饮食中的化学品和农药非常重要。记住，要选择有机水果、蔬菜和肉类。有机食物中含有更多促进激素平衡的宝贵的营养元素，如矿物质和必需脂肪酸。

如果你的预算有限，水果、蔬菜和肉类应该是你优先考虑的选择[1]。这是因为，非有机水果和蔬菜中含有大量可能产生激素的杀虫剂。如果你不能保证吃的所有水果都是有机的，那带皮的水果如橘子或柠檬可以作为备选。对于蔬菜，如果是有机的不要去皮，它们是可以清洗的；因为蔬菜中绝大部分营养都在皮下。由于谷物颗粒非常小，故而它们的表面能吸收大量的化学物质。所以，选择不同有机谷物，疗效差异很大。非有机喂养的动物，可能会被喂食喷洒了农药的食物、抗生素及激素等。正如通过阅读本书其他章节我们所知道的，这种合成雌激素的累积，会增加子宫内膜异位症患者体内已占主导地位的雌激素的不良影响，使得病情更糟糕。

- **喝纯净水**　这是在前几章中已有详细介绍，但"纯水"——适当过滤的水可明显改善你身体的毒素过剩。如果你没有水过滤系统可以购买玻璃瓶装矿泉水。

- **深度皮肤清洁**　正如你之前已知的，皮肤是一个重要的清除毒素的器官。我们在皮肤上用什么护肤品对于皮肤完成它的工作非常重要。使用有机天然产品，避免使用含防腐剂和其他外源性雌激素产品。详细内容参见附录6"洁净和环保"。

- **运动**　运动对于促进淋巴系统工作有着神奇功效。可以将富含营养的血液送至相应器官。同时通过皮肤出汗清除体内毒素。但在净化过程中能量需要保留用作修复,所以更适宜做舒缓运动。有一句老生常谈的话,但的确是有道理,那就是:"你要聆听自身的感受。"如果你觉得疲惫、疼痛,或需要晚上早睡,就不要过度训练。在最初的几天,做一些温和的运动如散步、瑜伽、普拉提、游泳或慢跑会更合适。

- **刮皮肤** 每天早晨刮刷你干燥的皮肤,或在淋浴前使用去角质手套,可以促进血液循环。刮刷皮肤对于促进淋巴液回流和去除毒素非常有效,同时可以增进脂肪细胞消耗和净化。理想的安排是,1 天 1~2 次、每次 5 分钟刮刷皮肤。要用力刷但不至于弄痛皮肤,要特别注意刷腿和手臂背面的皮肤。总是朝着向心脏的方向刷洗,以保证血液回流。这意味着乳房以下部位向上刷,乳房以上则向下或交替刷洗。

- **桑拿** 在启动净化过程中,如果有机会去澡堂、桑拿或蒸汽房,那就去 1~2 次。这将促进毒素清除。记住在此之前和之后都要大量饮水。

- **泡澡** 好好在泻盐中洗个澡。泻盐可以平衡你身体的 pH 值。正如你将在"营养计划"中所看到的,保持 pH 值酸碱度的平衡是减少子宫内膜异位症炎症的关键。

- **按摩** 沐浴或淋浴后,用按摩油按摩身体,特别是胸部和大腿。刮刷你的皮肤会增进淋巴回流和毒素清除。

- **结肠灌洗** 结肠灌洗(也被称为结肠水疗)是一种利用水来刺激和净化肠道的方法,帮助排泄废物,从而去除聚集在肠道中的有毒物质。结肠灌洗是净化养生很好的辅助手段,因为它能帮助清除肠道内的毒素。如果你决定使用这个方法,我建议先开始 4~5 天的净化工程。

- **仔细咀嚼每一口食物** 食物不仅供给我们营养,也是我们身体愉悦与兴奋的源泉。花点时间吃饭,不要就着水一起吞下去。进餐时口腔里产生的唾液是最佳的消化剂。唾液的重要功能,就是将大块的食物分解,并与酶混合,为胃完成它的工作做好准备。如果食物到达胃的时候没有被适当咀嚼及粉碎,将会加重胃的负担,导致它工作缓慢,效率降低。在重要的营养吸收地——肠道内也会发生同样的问题。如果你的消化能力打了折扣,那么营养供给也会出故障。紧张和压力不利于机体产生酶消化食物,所以餐前餐后放松身心非常重要。

- **呼吸** 这听起来非常俗气,但恰当的呼吸和足够的放松对于实现最大程度的健康是非常重要的。深呼吸,使用呼吸道较低的肺部分(而不是多数人使用的上呼吸道部分),使氧气能充分流通到组织,提供营养并带走废物。深呼吸同时也能刺激淋巴系统,并诱导机体进入一种放松状态。冥想、瑜伽、太极和气功都注重呼吸的调整,帮助你减轻压力,减轻肾上腺和垂体调节激素平衡的压力。对子宫内膜异位症患者而言,这些腺体的"工作"通常是超负荷的。

- **充足的睡眠** 身体最剧烈的活动是去除体内不需要的物质。每天我们机体能量的80%用于更新细胞以去除体内的毒素。对于你的系统来说,这是一个繁重的任务。当它工作的时候,你会感觉更疲劳。此时你需要正视你身体的需要。在开始净化工程最初几天的早晨,当你醒来时你觉得需要再睡上一整天;而事实上,这恰好就是你应该做的。然而,在净化工程的后半程,你会感觉充满无穷精力,好似根本不需要睡觉。

- **健康烹饪小贴士** 可以在你的食物中加入香草(迷迭香、小茴香和韭菜)、香料(肉桂、姜黄、豆蔻、小茴香和孜然)、柠檬和大蒜等。第1~2天是最初的"准备"期,这是批量烹饪的最好时间。把蒸菜、炖菜、咖喱、汤、炖水果等存放在冰箱或冰柜里。这样,当你饿着肚子下班到家后更容易选择正确的食物。如果你确实没有时间烹饪,可以选择外卖,现在有不少快递公司提供送食物上门的服务。一个分层的蒸笼和一个榨汁机是一个有健康意识的家庭所必备的,值得投资。启动净化。你也可以买一个简易的榨汁器添加到食物料理机上来处理食物,如果你已经有一个那就最好了。榨汁、蒸的食物可以更好地保留水果和蔬菜中的营养物质,而煮的话营养物质会溶入水中。如果你想要煮蔬菜,煮过的水可用于烧汤或炖菜。因为营养会通过加热自然降解,要保留营养的话,蒸蔬菜或水果的时间不宜太长。慢煮法用于炖菜、蒸等,它在保留蔬菜的营养上是个很好的方法。采用较低的温度,烹煮的时间可以更长。这个过程也会使味道更诱人,从而避免使用人造香料。尽量避免油炸或碳烤的食物,虽然这样做非常好吃,但这样的食物含有大量损害细胞的自由基和抗氧化剂。你可以尝试爆烤或高温下加入少量水的蒸炒。

如果你吃的是非有机水果和蔬菜,那就先将它们浸泡在盆子里,用有机苹果醋清洗,去除附着在表皮的杂质,或者选用专门的蔬菜清洗剂。这个在健康食物商店可以买到,是用天然成分制成的无味清洗剂,可以除去蔬菜上的农用化学品、蜡、尘土或昆虫等。如果上面说的这些做不到,那就把蔬菜、水果去皮处理。

尽量不要使用铝合金的炊具。正如我们之前所讨论的,铝是一种重金属,对于健康有严重的负面影响,并被认为可能促进乳腺癌的发生。它被归类为金属雌激素,可以在体内模拟雌激素的作用,激活雌激素受体。铝箔也有同样的作用。较适宜的炊具包括铸铁、搪瓷、玻璃或不锈钢。

尽可能避免使用塑料包装(如保鲜膜)。如果你从超市买的食物是以塑料包装的,回家后尽快把新鲜食物从塑料盒里取出。不要用保鲜膜包装任何脂肪食物如奶酪等,更不要在塑料包装或容器中加热任何含油食物。这会导致食物包装中塑化剂或邻苯二甲酸盐的释放。这些合成化学物质很难从身体中去除,可能会导致体内毒素堆积,破坏肝脏功能,并导致体内激素失衡。

推荐的食物

选择当季食物。以下食物是支持机体排泄系统的优选。

表6-1　推荐的食物

肾　脏	膀　胱	肝脏和胆囊	消化系统(肠道)
青辣椒、香菜、西瓜、菊苣、蒲公英、葡萄柚、甜菜根、胡瓜、荨麻、白菜、柠檬	生菜、洋葱、芥末、甘蓝、花椰菜、菠菜、蓝莓、欧芹、红葡萄、柠檬、莴苣、芜菁、柑橘、芹菜、白菜、韭菜、小茴香、柠檬、大黄	苹果、胡萝卜、苣荬菜、蒲公英、葡萄柚、莴苣、欧芹、菠菜、番茄、芥菜、菊苣、大蒜、洋葱、芝麻菜、羽衣甘蓝、卷心菜、杏子、草莓、甜薯、芥菜、芦笋、豆芽、洋蓟、柠檬、姜黄、鸡蛋、甜菜根	白菜、甜菜根、洋葱、苹果、大蒜、胡萝卜、蒲公英、苣荬菜、葡萄柚、杏子、朝鲜蓟、豆芽、小茴香(和种子)、芹菜、蒔萝、薄荷、龙蒿、姜黄、菠萝、木瓜、欧芹、姜、柠檬、大黄

其他可以食用的食物包括：

- 所有未列在上面的水果和蔬菜

- 酱油(不含小麦)——有点咸,适用于调味

- 糙米

- 谷物

- 坚果

- 种子

- 有机干果(不添加糖)

- 海藻(因海藻中有碘,如甲状腺疾病患者需要使用药物的话需慎重)

- 藜麦

- 马郁兰

- 瘦禽肉

- 有机鸡蛋

- 油性鱼类——可靠来源的鲭鱼、金枪鱼、鲑鱼和沙丁鱼

- 白鱼类——大比目鱼、鳕鱼和多宝鱼

启动身体净化的支持和补充

如果你正在进行净化的话，支持你的排毒系统是特别重要的。你的身体在净化过程中需要努力清除体内的毒素，为了有效支持它的工作，需要给它额外的营养支持。缺乏支持，释放的毒素可能重新吸收进入血液并造成破坏。

为了使清洗更有效，你需要两个阶段。第一阶段是鼓励肝脏清除毒素，并支持肠道毒素排出体外。第二阶段用抗氧化剂来恢复身体，以促进受损细胞的愈合、健康细胞和激素的再生。

我建议你们用以下补充治疗支持这一净化过程。下面的成分已经被证明支持净化和修复过程，特别是对激素平衡有效。在你选用的产品中寻找这些成分。我推荐的这些信息在"更多帮助"这一章节中有具体介绍。

- **左旋谷氨酰胺**　是一种用于合成快速分裂细胞如肠壁上皮细胞的氨基酸，其作用是帮助肠壁愈合。

- **左旋蛋氨酸**　负责合成保护肝的化合物如谷胱甘肽。蛋氨酸同时也负责"灭活"雌激素，可被用于排卵。研究表明蛋氨酸可以在 6 天之内提高肝功能。

- **N–乙酰半胱氨酸**　它的作用是清除肝脏的毒素和减少脂肪在肝脏中的形成，脂肪会使肝脏的工作效率降低。

- **蒲公英根提取物**　可以帮助分解由于肝脏工作效率迟滞而堆积在体内的

雌激素。不要混淆蒲公英根与蒲公英叶子,后者主要作用于肾脏。

- **朝鲜蓟叶提取物**　可以促进肝细胞再生的植物。它也含有保护肝脏防止损伤的成分。

- **牛蒡根**　有抗炎功效,并且是一个很好的血液净化剂。也可以保护肝细胞免受血液中有毒物质的损伤。

- **奶蓟(水飞蓟)**　含有一种黄酮类化合物,是一种非常好的草药,可促进肝脏新陈代谢,产生新的健康的肝细胞。它能有效帮助肝脏分解多余的雌激素,保持激素平衡。

- **维生素 C**　是一种有效的抗氧化剂,当清除体内的毒素时,谷胱甘肽被消耗时,维生素 C 可增强谷胱甘肽的合成,有助于修复因过量毒素负荷造成的损伤。

- **α－硫辛酸**　是一种强有力的抗氧化剂。有助于肝脏对农药杀虫剂及激素的解毒和降解。

- **烟酰胺(维生素 B₃)**　是维生素 B 族的一员,它对于保护肝细胞免受损伤具有特殊作用。

- **膨润土**　就像海绵一样,可吸附毒素、重金属和激素,并将它们从体内排出。

- **苹果果胶**　是纤维素的一大重要来源,它就像膨润土,可以在肠道中与毒素结合并清除之。同时有助于稳定血糖。

- **维生素 B₆(吡多辛)**　对于增进肝功能健康、促进消化和吸收必不可少。维生素 B₆ 帮助灭活雌激素,使之变得无害。虽然雌激素在机体里有重要的功能和存在意义,但是,我们不希望过量。

- **甜菜**　富含纤维素,可加强肠道清理,也是铁剂的来源。

- **锌**　对于维持免疫系统高效工作和激素平衡非常重要。

- **铬**　有助于稳定血糖平衡,在恰当时间内产生适当能量进行损伤修复。

结语

通过启动净化,你将教会自己的身体如何进行自我修复,并维持你身体的健康,同时改善你子宫内膜异位症的症状。

我强烈推荐一年净化身体 3 次,最好安排在 2 月、5 月和 9 月进行。我选择在 1 月末至 2 月初进行,是因为我觉得这是一年中对身体最温和的时间。1 月初是在节日之后,此时进行净化对于放纵后的身体太过困难。宁愿让身体有几周的休息时间并使头脑平静,使身体可以很好地适应净化。

我们身体的自然状态是健康的,所以,能从疾病中痊愈也是自然的事情。但是,为了治愈身体,我们需要大量的能量,否则就没有足够的体力维持健康。从净化开始做起,平衡系统是一个健康的、可修复的身体根基所在,是你维持激素平衡和预防子宫内膜异位症发生发展的重要工具。

第七章

食谱举例

现在你应知道了,当你启动身体净化的时候,该如何选择食物。那么,具体如何实施呢? 下面的一些建议,可以帮助你制订饮食计划、改变饮食习惯,控制子宫内膜异位症。

食谱举例

果汁每天饮用可以超过 1 杯,所以要确保冰箱中有足量的果汁储备。

每天醒来

喝 1 杯添加了少量苹果醋和麦卢卡蜂蜜的温水。30 分钟后再吃早餐。

第 1 天

早餐

混合红色浆果(这些可以冷冻),如草莓、覆盆子和蓝莓等,加入新鲜羊酸奶 3~4 汤匙、芝麻、南瓜子、葵花籽等 1 把。这个早餐组合含有很高的抗氧化剂、钙和必需脂肪酸。

午餐

清蒸蔬菜。甜薯或南瓜、花椰菜、胡萝卜和绿豆 1～2 捧（取决于你的饥饿程度）的混合蔬菜配糙米。新鲜的绿色植物做成沙拉（薄荷、西芹和香菜），加入由橄榄油、半个柠檬、1 个压碎的大蒜瓣和 1 汤匙新鲜的酸奶制成调味料。如果调味料太干可以再加些橄榄油。最后撒上一些"种子食物"（如葵花子、松子等）做点缀。

加餐

蔬果汁。材料包括：芹菜 1 根、黄瓜 1/2 个、苹果 1 个、梨 1 个和 1 块拇指大小去皮切碎的生姜。它能使你的消化环境更趋向碱性。慢慢地品味，而不要一口吞下，更能体会出其中的益处。

晚餐

香草鸡胸。加入葱花轻炒鸡胸肉块（约 250 克），约 10 分钟后至鸡肉焦黄。切碎的百里香、鼠尾草、柠檬皮和香菜各加 1 茶匙调味。搭配蒸胡萝卜和绿豆一起食用。

当日饮料

木瓜 1/2 个、红色的浆果 1 杯、蔓越莓 1/4 杯（如果你找不到水果，可以加酸梅粉 1/2 茶匙）、再加苹果 2 个。这杯果汁中富含抗氧化剂，对肝脏和肾脏都有极好的帮助。

第 2 天

早餐

新鲜磨碎的苹果 1/2 个、切碎的杏干半杯、肉桂 1 茶匙和碎杏仁 1 匙。也可以选择新鲜酸奶 3 ~ 4 匙或以水、豆奶、杏仁牛奶冲泡的麦片粥。

午餐

芽苗菜沙拉。芽苗菜 2 把、炒豆干 2 汤匙(如果你喜欢豆腐)。或者同等量的有机羊奶奶酪和 1 汤匙切碎的橄榄。

晚餐

烤鱼,如虹鳟鱼、大西洋鲑鱼(有机养殖),切碎的薄荷 1 汤匙、柠檬 1/2 个榨的汁、大蒜 1 瓣,切碎、橄榄油 4 汤匙(将调料混合在碗里,并淋在鱼上)。配上藜麦、西葫芦和绿豆。

当日饮料

将芹菜 1 根、苹果 2 个和胡萝卜 1 根混合一起榨汁。它能很好地帮助消化。

第 3 天

早餐

将去核的梅干、香蕉 1/2 个和梨 1/2 个混合,上面撒些南瓜子和核桃仁。如果喜欢,可以加一些大豆、山羊或绵羊酸奶。

午餐

烤红薯配鹰嘴豆泥。再搭配蔬菜沙拉,半个切碎的牛油果,淋上大蒜橄榄油 2 汤匙做的调味料(1 瓣去皮的大蒜浸泡在 1 小瓶橄榄油中即可)。

晚餐

热炖花椰菜(见第 130 页)。

当日饮料

用梨 1 个、葡萄柚 1/4 个,再加拇指大小去皮切碎的生姜和麦卢卡蜂蜜 1 茶匙做成果汁。加一些苹果汁稀释(不要用浓缩果汁)。这款饮料有助于促进血液循环,促进身体对营养物质的吸收。

第 4 天

早餐

混合浆果麦片什锦早餐(见第 126 页)。

午餐

用芝麻菜、豆瓣菜和菊苣做沙拉,上面撒上果仁、松子、芝麻、核桃仁等。淋上橄榄油和柠檬汁。

晚餐

包括泰式咖喱蔬菜(见第 133 页)、蒸绿豆和糙米饭。

当日饮料

菠萝 1/2 个、黑莓 2 汤匙、草莓和蓝莓的混合物榨汁,如果觉得果汁太稠可以加些水或酸奶。这款饮料有助于改善血液循环和减少炎症。

第 5 天

早餐

水果切碎做成水果拼盘早餐。如木瓜 1/2 个、芒果 1/2 个、西番莲 1/2 个。水果上可以撒一些肉桂和无麸质麦片 1~2 汤匙。

午餐

拌蔬菜：胡萝卜、芹菜、黄瓜和菊苣拌鹰嘴豆泥（自制或市售）。上面撒上肉桂。半个牛油果和对虾，再洒几滴柠檬汁。

晚餐

鸡肉配白腰豆泥（见第 133 页）、蒸菠菜，还有烤红薯。

当日饮料

甜菜根 1/4 个、柠檬 1/2 个、芹菜 2 根、胡萝卜 2 根加少许姜榨汁。这款饮料将有助于促进皮肤新陈代谢和血液净化。

第 6 天

早餐

烤牛番茄①，或者烤大蘑菇 2 个，加无麸质面包，上面涂一点有机黄油。

午餐

可选新鲜、优质的素食，鲑鱼或金枪鱼寿司（根据自己的口味选择），外加毛

① 一种大品种番茄——译者注

豆作为你的午餐。

晚餐

用玉米、大麦、栗粉等煮粥，里面添加大蒜、蕃茄和罗勒酱（轻炒切碎的大蒜瓣，加入切块西红柿 200 克，再加香醋 1 勺，切碎的罗勒叶 1 勺）。最后撒一点切碎的有机奶酪或芝士，即可。

当日饮料

用苹果 2 个、木瓜 1/2 个和柠檬 1/4 个榨的汁。这款饮料含丰富的抗氧化剂可以帮助肝脏、肾脏排毒。

第 7 天

早餐

水果拼盘早餐，如杏子 1 个、李子 1 个和苹果 1/2 个，搭配酸奶或麦片粥 2 汤匙。

午餐

混合绿叶蔬菜，如菠菜、芝麻菜和豆瓣菜，配切碎的山羊奶酪 100 克和碎核桃仁 1 茶勺。用橄榄油和 1/2 个柠檬汁做调味料。

晚餐

烤鲭鱼配蒸红薯和豆瓣菜（见第 131 页）。

当日饮料

用番茄 100 克、芹菜 1 根、卷心菜 1/2 个、5 厘米大小去皮切碎的生姜榨汁。

可以加入少许辣椒粉,慢慢啜饮。这款饮料有助于肝脏、肾脏消化系统排毒。

第 8 天

早餐

1 个水煮或煎蛋,加 1 片无麸质面包。

午餐

块根芹凉拌卷心菜沙拉(见第 129 页)。

晚餐

清蒸野生鳟鱼配普伊扁豆和牛油果沙拉(见第 131 页)。

当日饮料

甜菜根姜汁(见第 135 页)。

第 9 天

早餐

香草番茄烤吐司(见第 128 页)。

午餐

当季蔬菜和新鲜香草沙拉(见第 128 页)。

晚餐

烤甜菜根牛肉丸(见第 132 页)。

当日饮料

苹果汁(见第 134 页)。

第 10 天

早餐

热带水果羹(见第 126 页)。

午餐

健康沙拉配新鲜的薄荷酱(见第 129 页)。

晚餐

用欧芹 1 汤匙和罗勒叶制成的混合香草煎蛋卷。新鲜菠菜(或半杯冷冻菠菜)和切碎的番茄 1 个。配蒸甘蓝涂以小块黄油,洒上少许柠檬汁。

当日饮料

胡萝卜生姜汁(见第 134 页)。

食谱

我知道,前面说的改变烹饪方式会让你觉得不知所措,对于该怎么做饭感觉茫然,特别是书中推荐的一些食材你以前没有用过,不知如何去做。接下来的食谱由专业厨师露易丝·汉高(Louise Henkel)设计,她会引领你开始新的烹饪。这些美味食物,充满创意,既可以用于开启身体的净化,也可作为营养饮食参考。放松去尝试一下,如果你对它们不感兴趣,可以从推荐的食物表6-1上自由更换,但要记住保持食物品种的多样性。诀窍是一定要提前做好计划,这样你就不会出于方便,吃一些不太健康的食物。总的来说,晚餐的菜肴要清淡,减轻胃肠道的负担。以下食物的量供1~2人享用。

早餐食谱

混合浆果麦片什锦早餐

混合浆果 100 克,如覆盆子、黑莓   羊酸奶 2 汤匙

和醋栗(可冷冻)   无麸质麦片 100 克

　　把混合浆果和酸奶一起放入食物搅拌器搅拌,并加入麦片。

冬暖麦片粥

带皮苹果 1 个,切碎   杏仁粉 25 克

拇指大小的姜块,切碎   肉桂粉 1 茶匙

干有机杏子 1 中型匙,切碎   无麸质燕麦 80 克加入水 440 毫升做粥

　　将苹果、姜末、有机杏末、肉桂粉和杏仁粉撒在燕麦粥上。

水果羹

少量干有机西梅,去核   西番莲 1 个,切成两半

梨 1 个,切碎   少量南瓜子

香蕉 1 个，切碎　　　　　　　核桃仁少量

　　用小火炖西梅和梨 10 分钟。再加入香蕉。最后倒入西番莲里面，撒上南瓜子和核桃仁，就制成了美味的水果羹。

醋栗杏仁羹

醋栗 100 克　　　　　　　　杏仁粉 2 汤匙

蜂蜜 1 汤匙

　　将醋栗放入平底锅内，加入 1 汤匙水和蜂蜜。低温加热，不时搅拌，直到浆果变软、变稠。如果需要的话，可以再加点水。最后加入杏仁粉，搅拌一下即可。

肉桂苹果葡萄干羹

葡萄干 30 克(有籽或无籽)　　水 150 毫升

柠檬皮 3 块　　　　　　　　苹果 1 个，切片

蜂蜜 1 汤匙　　　　　　　　柠檬 1/2 个榨汁

肉桂棒 1 个，切两段

　　在平底锅内放入葡萄干、柠檬皮、蜂蜜、肉桂和水，慢火加热直到逐渐变成水果泥。把苹果和柠檬汁放在碗里混匀，然后倒入平底锅内。煮沸后再小火慢炖 5 分钟，使苹果变柔软，但仍保持它的形状。关火，放置变凉。如果你提前煮好果羹，放置冰箱里过夜后，口感会更好。

　　做好的果羹可趁热与新鲜有机酸奶或无麸质麦片粥混合一起食用。牛奶过敏的话，可选用大豆或山羊的酸奶。当然，冷的也很好吃。你可以提前分批制作，放在冰箱里，随时吃。

香草番茄烤吐司

牛番茄 1 ~ 2 个   无麸质面包 2 片

白葡萄酒醋 1 汤匙   黄油少许

混合香草 2 汤匙   芝麻菜少量,切碎

(如甘牛至、韭菜)

    将牛番茄切成两半。每边各烤 3 ~ 5 分钟(取决于火的大小)。翻面,撒上白葡萄酒醋和香草,再烤 3 ~ 5 分钟。小火烤吐司,涂上黄油,把番茄放在上面,然后撒上芝麻菜。

午餐食谱(便携式食物)

这些都是便捷、简单的食谱,可以提前准备,家家均可照样去做。

美味的无麸质面包三明治配鹰嘴豆泥

有机或自制鹰嘴豆泥酱 1 汤匙   苜蓿种子 1 把

无麸质面包 2 ~ 3 片

    把鹰嘴豆泥厚厚地涂在面包上,再撒上苜蓿种子。这是一个简单、便捷又美味的午餐,也是便于携带的工作餐。

当季蔬菜和新鲜香草沙拉

芦笋 150 克   混合季节性草本植物 2 汤匙如薄荷、欧

蚕豆少量(如果正当季的话)   芹、韭菜、罗勒叶

紫甘蓝 150 克   覆盆子和蓝莓 2 ~ 3 个

熟豌豆 50 克   特级初榨橄榄油 50 毫升

豆芽少量　　　　　　　　　　　　　柠檬 1/2 个榨的汁

将芦笋、蚕豆和紫甘蓝蒸熟或煮熟后,立即浸在冷水中。加入煮熟的豌豆、豆芽和香草拌匀。食用前加入水果增加一点甜味和色彩。无论是在工作场所还是在家,当你骄傲地打开亲手制作的美味沙拉时,你会感觉一天的生活都充满阳光。别忘了滴入初榨橄榄油和柠檬汁作为调味料。

块根芹凉拌卷心菜沙拉

块根芹 1 个,切碎　　　　　　　　胡萝卜 3 个(最好是有机的),磨碎

苹果 1 个,切碎,并加入 1 勺柠檬　混合香草 2 汤匙,如香菜、欧芹和罗勒
汁,混匀　　　　　　　　　　　　叶,切碎

混合种子 1 汤匙,如南瓜子、葵　干李子 1 把
花子

调味料

橄榄油 2 汤匙　　　　　　　　　雪利酒醋 1 茶匙

芥末 1 茶匙　　　　　　　　　　酸橙 1 个榨的汁

把调料放在小碗里混合起来。把所有的其他食材放在一起,然后和配料混在一起。这可以在冰箱里保存 3 天。可以单吃,也可以搭配清蒸鱼如鲭鱼或沙丁鱼一起吃。

健康沙拉配新鲜的薄荷酱

薄荷 25 克　　　　　　　　　　藜麦 100 克加水 600 毫升慢火煮

大蒜 1 瓣,切碎	沸 15 分钟
橄榄油 1 汤匙	有机鹰嘴豆 100 克,浸泡并煮熟
盐和新鲜的黑胡椒粉	红芸豆 100 克,浸泡并煮熟
有机羊奶酪 50 克,切碎(可选)	黑眼豆 100 克,浸泡并煮熟

如果浸泡和烹煮豆类,你并不擅长,那就使用有机罐头,清洗后食用。

将薄荷、油、大蒜和各种调味料放在食物搅拌器中搅拌。如果你喜欢,还可以添加 1 汤匙有机酸奶。盛一碗煮熟的豆类、藜麦和鹰嘴豆,在上面淋一些刚刚做好的新鲜薄荷酱。最后撒上一层羊奶酪。

热炖花椰菜

洋葱 1 个,切碎	小茴香籽 1 茶匙
韭菜,切成薄片	红辣椒 1/2 个,剁碎
芹菜 1 根,切成薄片	水 600 毫升
小花椰菜 1/2 个,去茎	蜂蜜 1 汤匙
防风 1 块,去皮切小块	少许白胡椒粉
新鲜的百里香 1 汤匙,切碎	莫尔登海盐

将烤箱预热至 180℃,把洋葱放在一个托盘上,烤 30 分钟直到它开始软化。把所有的蔬菜,包括烤洋葱和各种香料放进平底锅里,加水和蜂蜜后盖上锅盖。沸腾后再慢火煮 15 分钟,加入胡椒和盐调味。最后,加一些水或鸡汤和新鲜的百里香,可以享受一个淳朴而口感厚实的汤。

晚餐食谱

烤鲭鱼配蒸红薯和豆瓣菜

红薯 2 个,切块　　　　　　　豆瓣菜 50 克

鲭鱼 1 条,清洗、去鳞　　　　带皮杏仁 1 把

莫尔登海盐和黑胡椒　　　　　大蒜 1 瓣,切碎

绿豆 150 克　　　　　　　　"好油"2 汤匙,或其他不饱和油

蒸红薯 25~30 分钟。调味后烧烤鲭鱼,每边约烤 3 分钟,直到熟(鱼肉与皮易分离的状态)。把绿豆放到红薯上面一起蒸 5 分钟。取出红薯,用叉子捣碎。将豆瓣菜、杏仁和大蒜剁碎,和红薯泥混合,加入"好油"。将烤好的鲭鱼放在红薯泥上,绿豆放在两边,用盐和胡椒粉调味即可。

清蒸野生鳟鱼配普伊扁豆和牛油果沙拉

野生鳟鱼 2 条 175 克,清洗、去鳞　　红辣椒 1 个,切丝

新鲜姜丝 1 汤匙　　　　　　　　香菜 20 克,切碎

酸橙 1/2 个,切片　　　　　　　　熟普伊扁豆 100 克

沙拉

牛油果 1 个,切丁　　　　　　葱 2 根,切碎

黄瓜 1 根,切丁

调味料

莳萝 15 克,切碎　　　　　　酸橙汁 1 汤匙

大蒜 1 瓣,拍成泥　　　　　　蜂蜜 1 茶匙

水 1 茶匙

将鳟鱼和姜、酸橙放在一个蒸汽锅中,蒸 8 分钟。从蒸笼上取下,撒上辣椒丝和香菜丝。把沙拉的原料放在小碗里,加入调味料。最后将鳟鱼放在普伊扁豆上,边上配上沙拉。

烤甜菜根牛肉丸子

肉丸制作

绞碎的牛肉 250 克	甜菜根 1 根,切碎
辣椒 1 个,切碎	大蒜 1 瓣,切碎
孜然粉 1 茶匙	辣椒粉 1 茶匙
鸡蛋 1 个,打成蛋液	无麸面包屑 25 克
欧芹和香菜 2 汤匙,切碎	盐和黑胡椒

沙司制作

樱桃番茄 200 克(全)	红洋葱 1 个,切碎
辣椒 1 个,切碎(去籽和茎)	罗勒叶 1 把,切碎

烤箱预热至 200℃,将番茄、胡椒和洋葱放在烤箱中烤 25 分钟,放至冷却。同时,将所有的肉丸原料放在一起搅拌,用盐和胡椒调味。做成高尔夫球大小的丸子,放在烤盘上,在烤箱中烘烤 10 分钟。辣椒去茎后,和番茄、洋葱一起放入食物搅拌器中。搅拌均匀后将它们放入炖锅中,加入牛肉丸小火炖 5 分钟,最后撒上切碎的罗勒叶,搭配糙米饭吃。

鸡肉配白腰豆泥

鸡胸肉或鸡腿肉约 250 克　　　大蒜 2 瓣

柠檬 1/2 个榨的汁　　　　　　新鲜有机鸡汤 300 毫升

新鲜欧芹 1 把, 切碎　　　　　有机白腰豆 200 克, 浸泡烹煮

　　将鸡肉在鸡汤里煮 20 分钟左右(根据鸡肉大小决定烹煮的时间长短)。白腰豆、大蒜和柠檬汁放入食物搅拌器中搅拌, 缓慢地加入鸡汤, 直到变成糊状。调味并倒入煮熟的鸡肉片, 上面撒上新鲜的欧芹。再配上炒韭菜或烤樱桃番茄, 味道真是绝佳。

泰式咖喱蔬菜

鲜姜 20 克, 切碎丁　　　　　根菜类 250 克(包括胡萝卜、南瓜、红

红辣椒 2 个, 切碎　　　　　　薯), 切丁

柠檬草 2 根, 切碎　　　　　　椰奶 400 克

大蒜 2 瓣　　　　　　　　　泰式鱼露 1 汤匙

姜黄 1 茶匙　　　　　　　　酸橙 1 个榨的汁

葱 2 根　　　　　　　　　　新鲜切碎的香菜 2 茶匙

菜籽油 1 中匙

　　加油嫩炒辣椒、柠檬草、生姜、大蒜、姜黄和葱。加入蔬菜后, 缓慢加入椰奶并小火炖 5 分钟。最后用泰式鱼露、酸橙汁和香菜调味。可以配糙米一起吃。

启动净化的果汁

喝果汁是一种极佳的饮食方式, 可提高你的营养和液体的摄入量, 果汁也可

以作为很好的填饥的零食。果汁中的营养很容易被身体迅速而有效地吸收,一般只需 10~15 分钟即可消化。购买一个榨汁机或多功能食物料理器,可以帮你处理不同的水果和蔬菜。最好的就是混合蔬菜汁。如果果汁太浓,可以用少量矿泉水稀释,也可以补充加入蛋白质如嫩豆腐、豆浆或酸奶使得果汁更营养。尽可能的选用有机食物。试一下,看看下面哪一个最适合你的口味。

以下配方可制作约 2 大杯的果汁。

胡萝卜生姜汁

橙色食物的活力在于可以激发能量产生,同时提供抗氧化的维生素 C。胡萝卜是绝佳的矿物质营养素的来源,同时帮助肝脏代谢及净化。生姜会促进血液中的营养物质输送。芝麻富含铁,这对于能量来说也是至关重要的。这个组合会增进你免疫系统的营养吸收。

胡萝卜 3 个,去顶去根　　　　橘子 1 个,去皮

苹果 1 个,去核切片　　　　　芝麻 1 茶匙

鲜姜 1 块(大小取决于你的口味)

　　把胡萝卜、苹果、姜和橙子放到榨汁器里榨汁。撒上芝麻就可以喝了。

苹果汁

目前已发现,即使苹果榨汁后,苹果汁中的果胶仍有杰出的清洁功效。果胶同时有助于维持血糖稳定。芹菜也是一种有效的身体清洁剂,柠檬有助于中和酸性体质。

苹果 3 个,去核并切块　　　　少量柠檬汁

芹菜 3 根

　　苹果和芹菜榨汁，加入柠檬汁混合。过滤后，热饮或冷饮均可。

牛油果冰沙

这是一款富含 Omega – 3 脂肪酸和维生素 E，并有助于减少炎症的饮料。生菜和黄瓜促进肾脏和膀胱排毒。

卷心莴苣 1/4 个　　　　　　牛油果 1/2 个，去皮去核

酸橙 1 个　　　　　　　　　芥末 1 茶匙

黄瓜 1/4 个　　　　　　　　小冰块 3 个 (可选)

　　莴苣、黄瓜、酸橙榨汁，将其倒入食物搅拌器中加入牛油果、冰块和芥末，搅拌，即成美味的牛油果沙冰。

甜菜根姜汁

　　众所周知，甜菜根有助于促进肝脏代谢和血液净化。它含有一种称为水杨酸（制作阿司匹林的原料）的化合物，可能有助于缓解身体净化时产生的头痛。它也富含铁，和橘子中的维生素 C 组合一起，更能促进铁的吸收。适量的生姜有益消化道，胡萝卜中含有人体必需的抗氧化剂。当毒素"超载"发生自由基损伤时，这种抗氧化剂可促进损伤修复。

甜菜根 2 根，不去叶　　　　拇指大小的姜块

胡萝卜 2 个，去顶去根　　　　橘子 1 个，去皮

　　将所有原料放入榨汁机搅拌混合。

活力饮料

酸橙中的酸能帮助覆盆子和橘子的营养稳定吸收，使血糖水平稍升高。而薄

荷中所含的化合物,对于放松消化系统肌肉,缓解肠易激综合征和肠道排气都有极好的功效。

覆盆子3把　　　　　　　　薄荷叶6片

酸橙1个　　　　　　　　　冰块3块

橘子2个,去皮

　　将覆盆子、酸橙和橘子放在一起榨汁。把薄荷切碎,撒入果汁中,再加入冰块。

果汁小贴示:胡萝卜和任何水果都可以成为很好的搭档,而苹果也可以和任何蔬菜组合。尽量将做好的果汁30分钟内喝完,这样可以从蔬菜和水果中获得最多的营养和酶。如果没喝完可以放在冰箱里保存。

**（本章节感谢上海工商职业技术学院
厨艺教学总监顾超先生审稿）**

第四部分
全身受益

第八章

如何滋养身体其他部分

保护你的生育能力

在子宫内膜异位症和生育问题上,医疗专业人士和患者同样存在许多担忧。多年来,从专业人士接待子宫内膜异位症患者咨询的反馈信息来看,太多人感觉无能为力,最终屈从于自己不会自然受孕的观点。作为一个医生,我知道这些,因为我也是这类信息的接收方。然而,我认为将不孕症与生育能力不足区别对待还是极其重要的。不孕症,是针对那些试图自然受孕,而超过 12 个月尝试未果的夫妇给予的医学诊断。大多数人会尝试改变生活方式来提高生育能力,他们会接受一系列不孕症的相关检查,然而还未取得成功。他们可能存在真正的机体障碍,如卵巢切除或输卵管阻塞。

另一方面,生育能力不足意味着一对夫妇在生育方面拖了后腿。他们可能不在最佳的生育状态,但通过饮食和生活方式的改变以及医疗干预,例如子宫内膜异位症的外科手术,还是很有希望改善生育能力的。

当女性的最佳生育力或她本人受到挑战时,常被笼统地诊断为不孕症。这会使她对自己的生育能力产生错觉,会产生挫败感,紧张感随之加剧;反过来这又会进一步阻碍受孕,产生虚幻的自我否定。

子宫内膜异位症会影响你的生育能力吗？

答案有两个，Yes 和 No。统计数据表明，不能自然受孕的女性中，30% 甚至更高比例患有子宫内膜异位症。然而，在子宫内膜异位症被低估、被忽略诊断的情况下，许多妇女仍然能够自然受孕，她们甚至不知道自己患有此病。

生育是一个复杂的问题，涉及方方面面，任何一个女人都不能保证成功，对于子宫内膜异位症患者来说就更难了。它还涉及其他因素，包括男方的精子质量、双方的年龄、排卵周期等，更不用说要有放松的心态了。如果你怀孕遇到困难，这些因素同样需要加以解决。所以，请不要觉得，不孕症完全是作为女人的你，或者是你的子宫内膜异位症的过错。

当你决定想要怀孕的时候，你可能会开始留意街上的每一个孕妇和婴儿，你费尽心思地想如何成功。当 1 个月过去，你可能会感觉距离受孕又推迟了 1 个月。我一再强调，事实绝非如此。在没有避孕的情况下，同房的第 1 个月内，怀孕的可能性实际上只有 20%，即每 5 对夫妇只有 1 对夫妇能成功。1 个月过去，你可能还没有成功受孕，但事实上，你已经一个月比一个月更接近成功了。

如果子宫内膜异位症患者存在输卵管和（或）卵巢的粘连，可能会阻止排卵后的卵子运输。卵巢或输卵管会与周围临近组织器官紧密粘连在一起，这种粘连可能会导致输卵管"扭曲"甚至阻塞，使卵子难以通过，无法进入子宫腔内。有时会在手术中注入染色剂，看它能否能通过输卵管流出来，从而判断输卵管是否通畅。有些女性的输卵管受到这样的"冲刷"后，受孕概率会提高[1]。

腹腔镜手术是一种非常有效的松解盆腔粘连的方法，可达到盆腔恢复解剖"自由流动"的效果。临床证据也显示，手术切除粘连或子宫内膜异位症病灶，在提高妊娠率方面，比其他任何常规治疗方法都要好[2]。如果子宫内膜异位症粘连放任不管，同时也不通过饮食管理来控制，疾病继续发展，可能会形成卵巢巧克力囊肿,这反过来可能会妨碍有效排卵。

有证据表明,腹腔镜手术后的激素治疗不能提高妊娠率[3]。研究也显示,腹腔镜手术治疗后的 15 个月内妊娠概率最高[4,5]。

妊娠也需要健康的黄体酮供应。黄体酮对受精卵(现在是胚胎了)能起到促进生长和保护的作用。换句话说,它是维持妊娠所需要的。子宫内膜异位症患者由于雌激素占主导地位而孕激素不足,使得怀孕的旅程变得充满艰辛。

子宫内膜异位症削弱了人体的免疫系统。怀孕初期,这可能使胚胎在不利的环境中生存和成长[6]。从进化角度讲,人类就像是精密的机器,真正的适者才能存活下来。只有当我们身体和精神上都很强壮时,才能够成功受孕。

甲状腺和它产生的激素,对全身健康起着至关重要的作用。甲状腺产生的主要激素是甲状腺素。雌激素拮抗甲状腺素;换句话说,它与甲状腺素相互竞争。因此,雌激素过高容易导致甲状腺素水平降低,从而导致甲状腺疾病,如甲状腺功能减退症的发生。

另一个潜在的障碍是可能发生性交不适。这容易理解,这是因为炎症和子宫内膜异位症引起的症状可能会影响性交的频率。这个问题不应被低估。这可能是迟迟不能受孕的原因之一。如果你觉得性交不舒服,其他的亲密形式也可以使你和你的伴侣在感情上紧密相连。但是为了达到怀孕的目的,性交是必需的。

本书中详细介绍了能大大提升你生育能力的生活方式,即通过避免对激素平衡造成威胁的环境因素如外源性雌激素,和摄入高营养的食物来促进生育功能。实际上,子宫内膜异位症与不孕症的关系至今没能研究清楚。总的来说,除了机械损伤的原因,证据显示子宫内膜异位症不会导致不孕症[7]。

生育能力低下是子宫内膜异位症的一个症状。通过采用补充营养的、减少毒素摄入的生活方式和饮食来控制子宫内膜异位症,可望大大提高你的生育机会。要规律进餐,避免摄入过多饱和脂肪酸和糖类食物,增加高营养食物的摄入。控制炎症,保持体内激素平衡,并增强你的排毒系统。完成这些将是一条漫长的路。这些都是保证获得健康的生育功能不可或缺的因素,特别是在备孕阶段,如果你认真做了,你会得到截然不同的结果。推荐你继续补充这些营养素直到下一阶段。镁、维生素 B_6 和维生素 E 可提高孕激素水平,保护受精卵。一旦怀孕了,我建议你采纳为怀孕前 3 个月而特别设计的营养素补充方案。

如果你备孕 12 个月,还是没有成功受孕,那么应该同你的家庭医生好好聊聊,或者做一些初步检查来排除影响你怀孕的因素。如果你觉得你很难等那么久,针灸或者顺势疗法可以帮助你在精神和情感上得到放松。

保护你未来的健康

子宫内膜异位症是雌激素依赖性疾病,同时免疫系统功能被削弱。它具有和其他妇科肿瘤相似的生物学特征[8]。例如,某些类型的乳腺癌和卵巢癌的发生都与雌激素水平异常有关,子宫内膜异位症也是如此。这并不是说,患子宫内膜异位症的女性,其病情继续发展会成为癌症。但是,那些被认为会导致子宫内膜异位症发展的生活方式和遗传因素,似乎也与乳腺癌和卵巢癌的发生发展密切相关。

我们需要更深入地研究子宫内膜异位症和癌症之间的关系[9]。通过改善营养饮食和生活方式,平衡你的内分泌系统,增强免疫系统的防御能力,并加强毒素的清除过程。通过这种方式调整机体,你将获得更多能力对抗健康风险。

雌激素是女性体内三类雌激素的概括性术语。包括两种可能导致癌症的雌激素——雌二醇和雌酮,和可预防癌症的第三种雌激素——雌三醇。雌三醇作为雌激素的一种,在肝脏中由雌二醇和雌酮合成,而雌酮将从血流中被清除。通过这种方式,保护你肝脏的安全。

子宫内膜异位症与子宫肌瘤

子宫肌瘤，是子宫肌层过度生长而产生的。肌瘤对雌激素敏感，可产生肌瘤增大、疼痛等症状。一些子宫内膜异位症患者会长子宫肌瘤，反之亦然。这可能与雌激素增多和身体对此的控制能力下降有关，这是最主要的原因。子宫肌瘤患者所需要的营养和饮食管理与子宫内膜异位症相同，所以如果你恰好同时患有这两种疾病，那么，治疗上采取我们的方案，就是一石二鸟了。

结语

无论我们经历了什么，或者感觉有多么糟糕，我们总是能通过各种手段帮助自己通往健康之路。我们一直在为改善自己的生活和健康努力。改变日常饮食将对子宫内膜异位症发挥积极的作用，这也将意味着，你在提高生育能力、改善未来健康和预防其他相关疾病发生（如肌瘤和癌症）等方面，迈出了重要的一步。我希望，这一章和之前章节的信息能够给予你知识，鼓励你前行，使这一切成真。

盘点你的生活方式，审视一下你是如何释放内部和外部的压力，检查你的运动量是否足够，关爱你的情绪健康，弄清楚每天用于身体的各种产品成分——凡此种种都能帮助你积极地应对子宫内膜异位症。结果终将是，你的健康你做主，而不是由子宫内膜异位症来影响你。

第五部分
更多帮助

附录1 术语

电凝疗法 用于腹腔镜手术中,采用热能切除或烧灼子宫内膜异位症病灶。

腹膜 由一层细胞、血管和淋巴管网组成,覆盖腹壁、盆壁及器官表面。

腹腔镜检查 一项医学检查手段。通过脐部切口置入腹腔镜(一种可看见腹部和骨盆内结构的仪器),可以观察是否存在异常,如子宫内膜异位症。

干细胞 人体祖细胞中的一种,可发生连续分裂,分化成200多种细胞。

骨质疏松症 当骨骼更新的速度跟不上它被破坏的时候,就会发生骨质疏松,导致骨骼里出现筛孔状结构或小洞。

化生 取决于细胞的环境,一种从正常细胞转变为异常结构的可逆性变化。

肌痛性脑炎(ME) 也被称为慢性疲劳综合征,是一种引起极度疲劳的疾病。

经血逆流 也称为"移植学说",该观点倡导的理论是,经血里的子宫内膜通过输卵管到达盆腹腔,形成子宫内膜异位症。

菌群失调 体表或体内的微生物失衡。发生在消化道时症状最突出,正常菌群失去了对抗有害细菌的能力。

抗营养物质 不能提供给机体能量和营养,反而产生消耗的食物和产品。

卵巢子宫内膜异位囊肿 也称为"卵巢巧克力囊肿",卵巢内生长的较大肿块。其内充满陈旧性血液,深棕色外观。

酶 一种增加化学反应的蛋白质,例如,机体产生的消化酶有助于消化食物。

内啡肽 大脑释放的化学物质。作为神经递质,缓解疼痛,产生幸福感。

排卵 月经周期中,一个成熟的卵子从卵巢排出的过程,可能受孕。

皮质醇 当身体处于压力下,肾上腺分泌的一种激素。主要功能是提高血糖,抑制免疫系统和辅助脂肪、蛋白质和碳水化合物的新陈代谢。

前列腺素类 激素样物质,广泛参与身体多种功能,如血管收缩和舒张功能,控制血压和调节炎症。

5-羟色胺 大脑分泌的一种化学物质,作为神经递质发挥作用,可令人产生愉快感。

痛经 月经期盆腔疼痛,干扰日常活动。

外源性雌激素 农药、燃料和药物中存在的合成工业化学物质,可产生与雌激素类似的活性。

孕激素 在卵巢和肾上腺中产生的一种激素。在月经的后半期,促进子宫内膜转化,有利于受精卵着床。它能改善情绪,有助于预防某些癌症发生,减少(或阻止)骨质流失。

附录 2　有用的信息

补品品牌

HenriettaNorton

www. henriettanorton. com

info@ henriettanorton. com

BioKult

www. protexin. com

Email：info@ protexin. com

Tel：0800 328 5663

New Chapter

www. newchapter. com

Email：info@ newchapter. com

Specialist Herbal Supplies

www. shs100. com

Email：moc. 001shs@ selas

Tel：0845 053 5433

Natural Dispensary

www. naturaldispensary. co. uk

Tel：01453 7577792

Nutri-centre

www. nutricentre. com

Tel：0208 752 8450

Revital

www. revital. com

Email：enquire@ revital. com

Tel：0870 366 5729

健康食物商店

Wholefoods

www. wholefoodsmarket. com

Infinity Foods

www. infinityfoods. co. uk

Planet Organic

www. planetorganic. com

网购

Riverford

www. riverford. co. uk

Find Local Produce

www. findlocalproduce. co. uk

Abel & Cole

www. abelandcole. co. uk

如果你住在远离城市的地区,记得要检

查当地的送货计划。

线上支持

Endometriosis UK

www. endometriosis-uk. org

Email：admin@ endometriosis-uk. org

Tel：0808 808 2227

The Endometriosis SHE Trust（UK）

www. shetrust. org

Email：shetrust@ shetrust. org. uk

Tel：08707 743665

Foresight preconceptual care

www. foresight-preconception. org. uk

Email：emailus@ foresightpreconception. org. uk

Tel：01243 868001

Infertility Network UK

www. infertilitynetworkuk. com

Tel：0800 008 7464

Women's health

www. womens-health. co. uk

Women's Environmental Network

www. wen. org. uk

Email：info@ wen. org. uk

Tel：020 7481 9004

International Federation of Organic Agriculture Movements

www. ifoam. org

Tel：+49（0）228 926 5010

中医

National Institute of Medical Herbalists

www. nimh. org. uk

E-mail：info@ nimh. org. uk

Tel：01392 426022

Michael McIntyre

Midsummer Clinic

www. midsummerclinic. co. uk

01993 830 419

临床营养师

Henrietta Norton Clinic

www. henriettanorton. com

Email：henrietta@ henriettanorton. com

Clinics in London and Sussex

British Association of Nutritionists（BANT）

www. bant. org. uk

Email：theadministrator@ bant. org. uk

Tel：08706 061284

冥想

British Meditation Society

www. britishmeditationsociety. org

Transcendental Meditation

www. tm. org

London Shambhala Meditation Centre

www. shambhala. org. uk

针灸

The British Acupuncture Council

Tel：0208 735 0400

Emma Cannon

A Healthy Conception

www. ahealthyconception. co. uk

Email：emma@ emmacannon. co. uk

Yvonne Darnell

Unity Acupuncture Practice

www. unityfertility. co. uk

Email：info@ unityfertility. co. uk

Tel：01444 235400

电磁应力评估

Roy Riggs

www. royriggs. co. uk

Email：roy. riggs@ ntlworld. com

Tel： +44 01273 732523

瑜伽

British Wheel of Yoga

www. bwy. org. uk

BWY Central Office

British Wheel of Yoga

25 Jermyn Street

Sleaford

Lincolnshire

NG34 7RU

Tel：01529 306851

Biomedical Trust

31 Dagmar Road

London

N22 7RT

www. yogatherapy. org

Email：enquiries@ yogatherapy. org

滤水器公司

East Midlands Water

2 Cannock Street

Leicester

LE4 9HR

www. eastmidlandswater. com

Tel: 0116 276 3334

Freshly Squeezed Water

Freshly Squeezed Water Systems Ltd

PO Box 2208

Wolverhampton

WV3 8YD

Tel: 0844 873 3148

医学监督下的排毒

The Breakspear Hospital

www. breakspearmedical. com

Email: info@ breakspearmedical. com

Tel: 01442 261 333

The Mayr Clinic, Austria

www. viva-mayr. com

Quit Smoking

www. quit. org

Tel: 0800 00 22 00

特色食物

Goodness Direct

www. goodnessdirect. co. uk

Tel: 0871 871 6611

Healthy, fresh, eco and organic foods

delivered to your door.

Sustainable Fish Guide

www. goodfishguide. co. uk

Raw Vibrant Health Living

www. rawhealth. uk. com

有机原料大多是浸泡发芽,额外的营养物质。在网上可以找到它们的零售商。

麸质和无乳糖食物

Amy's Kitchen

www. amyskitchen. co. uk

要为人们提供美味的食物需要使用天然的食材。自制的无谷蛋白,无乳糖食物。所有的食物原料在种植过程中没有使用有机磷农药。

无麸质食物

Kent & Fraser

www. kentandfraser. com

Tel：0844 8404250

生产于苏赛克斯的美味的无麸质饼干，味道有咸的和甜的。多种多样！

Amisa

www. amisa. co. uk

一系列美味、健康的零食，麦片粥和无麸质食品。

Hale & Hearty

www. halenhearty. co. uk

Tel：020 7616 8427

The WAGfree Bakery

www. wagfreefood. com

Tel：020 7274 6267

Leaveitout

www. leaveitout. co. uk

针对食物过敏人群外出就餐指南以及无麸质食品折扣。

定制那些有特别饮食要求的餐饮

Louise's Kitchen

www. lkitchen. co. uk

Email：louiseskitchen@ fsmail. net

In the Pink Cookery

www. inthepinkcookery. co. uk

Tel：01225 743386

原奶

Hook Dairy

www. hookandson. co. uk

Tel：01323 449494

Plaw Hatch Farm

www. tablehurstandplawhatch. co. uk

Tel：01342 810201

有机保健品

Suti

www. suti. co. uk

Email：hello@ suti. co. uk

Pia Skin Care LTD

www. paiskincare. com

Email：info@ paiskincare. com

Tel：0208 994 4656

Yes Baby Organic Lubricants

www. yesyesyes. org

Email：isis@ yesyesyes. org

Tel：0845 094 1141

Green People

www. greenpeople. co. uk

Email：organic@ greenpeople. co. uk

Tel：01403 740350

The Organic Pharmacy

www. theorganicpharmacy. com

Email：info@ theorganicpharmacy. com

Tel：0844 800 8399

个人卫生产品

Natracare

www. natracare. com

"绿色"家居用品

Earth Friendly

www. ecos. com

Email：contact@ ecos. com

Ecover

www. ecover. com

Email：info@ ecovercareline. co. uk

Tel：08451 302230

Ecozone

www. ecozone. com

Email：eco. trade@ ecozone. co. uk

Tel：0845 230 4200

If you care

www. ifyoucare. com

Method

www. methodproducts. co. uk

Email：talkclean@ methodproducts. co. uk

Tel：0207 788 7904

其他

Plasma Surgical

For more information on Plasmajet
surgery

www. plasmasurgical. com

扩展阅读

整体健康

You Don't Have to Feel Unwell by Robin Bottomley（New Leaf，1994）

Potatoes Not Prozac：How to Control Depression，Food Cravings and Weight Gain by Kathleen Desmaisons（Pocket Books，2008）

The Self-Healing Human by Susanna Ehdin（Holistic Wellness Publication，2003）

Fats that Heal，Fats that Kill by Udo Erasmus（Alive Books，1996）

The Food Connection：The Right Food at the Right Time by Sam Graci（John Wiley & Sons，2011）

The Food and Mood Handbook：Find Relief at Last from Depression，Anxiety，PMS，Cravings and Mood Swings by Amanda Greary（Thorsons，2001）

How Your Mind can Heal your Body by David Hamilton（Hay House，2008）

You Can Heal your Life by Louise L. Hay（Hay House UK，2004）

Helping Ourselves：Guide to Traditional Chinese Food and Energetics by Daverick Leggett and Katherine Trenshaw（Meridian Press，1994）

The Women's Guide to Homeopathy by Andrew Lockie and Nicola Geddes（Hamish Hamilton，1992）

Encyclopaedia of Natural Medicine by Michael Murray and Joseph Pizzorno（Little，Brown and Company，1998）

Women's Bodies，Women's Wisdom by Christiane Northrup（Piatkus，2009）

Healing with Wholefoods by Paul Pitchford（North Atlantic Books，1993）

Pain Relief Without Drugs：A Self-Help Guide for Chronic Pain and Trauma by Jan Sadler（Healing Arts Press，2007）

Aromatherapy for Women: *A Practical Guide to Essential Oils for Health and Beauty* by Maggie Tisserand (Healing Arts Press, 1996)

Sugar and Your Health by Ray C. Wunderlich Jr (Good Health Publications, 1992)

环境问题

The Dioxin War: *Truth and Lies About a Perfect Poison* by Robert Allen (Pluto Press, 2004)

Our Stolen Future: *Are We Threatening Our Fertility, Intelligence and Survival? - A Scientific Detective Story* by Theo Colborn, Dianne Dumanoski and John Peterson Meyers (Abacus, 1997)

The Feminization of Nature: *Our Future at Risk* by D. Cadbury (Hamish Hamilton, 1997)

Healthy Beauty: *Your Guide to Ingredients to Avoid and Products You Can Trust* by Samuel S. Epstein and Randall Fitzgerald (Benbella Books, 2010)

E for Additives by Maurice Hanssen (Thorsons, 1987)

生育能力

Beautiful Babies, Fabulous Families, Wonderful World by Belinda Barnes (Foresight, 2010)

The Baby Making Bible: *Simple Steps to Enhance Your Fertility and Improve Your Chances of Getting Pregnant* by Emma Cannon (Rodale, 2010)

Fit for Fertility: *Overcoming Infertility and Preparing for Pregnancy* by Michael Dooley (Hodder & Stoughton, 2007)

烹饪

Wheatless Cooking: Including Gluten – free and Sugar – free Recipes by L. Coffey (Ten Speed Press, 2008)

Cooking Without Made Easy by Barbara Cousins (Thorsons, 2005)

Ottolenghi: The CookBook by Sami Tamimi and Yotam Ottolenghi (Ebury Press, 2008)

Riverford Farm Cookbook by Guy Watson and Jane Baxter (Fourth Estate, 2008)

Grow Your Own Drugs: Easy Recipes for Natural Remedies and Beauty Treats by James Wong (Collins, 2010)

附录3 食物不耐受检测

- 一吃完饭,你就感觉昏昏欲睡吗?

- 如果不吃东西,你会感觉好些吗?

- 当你还是个孩子的时候,你有这些问题吗? 如胃食管反流、疝气、咽鼓管堵塞、霉菌性耳道炎、湿疹、哮喘或复发性扁桃体炎?

- 你有不明原因反复出现的不适症状,如皮疹、荨麻疹和湿疹吗?

- 你有不明原因的打喷嚏吗?

- 你曾因喉咙、鼻或鼻窦里产生过量的粘液或浆液而痛苦吗?

- 你经常渴望某些食物,如面包或奶酪吗?

- 你总是黑眼圈、脸色苍白吗?

- 你有体液潴留吗? (面部水肿或体重每天波动0.9千克甚至更多)

- 你有肠道刺激症状吗? (如腹痛、腹泻或便秘)

如果能肯定回答3个以上的问题,你可能有食物不耐受。念珠菌感染和食物不耐受之间有很多交叉的症状。这是因为,它们都是因免疫系统减弱或没有适宜的消化环境所致。如果不及时治疗,念珠菌过度生长相比食物不耐受更容易蔓延。

营养医生认为,避免进食某种食物是确定你可能不耐受的最准确方法。最好3个月内去除可疑食物,再慢慢检查身体是否仍有反应。在此期间,重要的是支持和治愈消化系统的虚弱点。启动净化后,然后培养健康的饮食习惯,采纳书中补充的建议,将大大提高消化系统和免疫系统的健康,并减轻对食物不耐受的程度。因为食物不耐受可能表明体内消化酶不足,补充消化酶结合推荐的补充方案,并启动净化,将是有益的。

重要的是在临床营养师的指导下避免某种食物。通常奶制品是应当避免的可疑食物,许多问题食物往往来自重要的食物成分,如：

- **小麦**——可制作面食、面包、糕点、饼干、蛋糕、披萨,许多早餐谷物、小麦、饼干和糊状食物等。

- **奶制品**——牛奶、奶酪、酸奶。大多数人仍然可以耐受少量的黄油。

避免那些你每天都会进食的食物,也就是你特别嗜好的食物,例如咖啡或苹果,以确定哪种食物是让你患食物不耐受的关键。

3 个月后,每 3 天恢复一种被禁的食物。例如周一恢复小麦,如果没有症状,则周三恢复奶酪食品和周六恢复咖啡。这将确定你是否有不耐受的问题,还是 3 个月内食物不耐受是否已消失。一旦重新建立饮食习惯,记住,不要走极端,适当尝试多种食物并保持食物多样化。

附录 4 是否血糖不稳定

- 你经常一天中会遇到较大的能量波动吗？
- 你觉得吃甜食或刺激性的咖啡能解决低能量的问题吗？
- 你经常在下午的时候感到疲惫或无法集中注意力？
- 尽管睡 8 小时，但是醒来的时候，你还是觉得昏昏沉沉、疲惫不堪？
- 你经常在夜里醒来，或者早晨醒来的时候感觉饥肠辘辘？
- 你经常遭受惊恐和焦虑吗？
- 你很少吃早餐吗？
- 你渴望甜食、酒或兴奋剂吗？
- 如果不吃东西，你会感到烦躁或不安吗？
- 你有 2 型糖尿病家族史吗？

如果能肯定回答 3 个以上的问题，你可能有血糖不稳定的健康风险。本书所介绍的饮食结构的改变可帮助你控制血糖。这对医生确诊或排除糖尿病也非常重要。

附录5 是否念珠菌过度生长

- 你是否患有胃肠道胀气、恶心、便溏或食用糖、酵母、精细碳水化合物后便秘加重？
- 你是否有念珠菌性阴道炎，持续性瘙痒或复发性膀胱炎？
- 你是否感觉思维迟钝，注意力和记忆力差，疲劳、头晕、情绪波动、焦虑、头痛和(或)易怒？
- 你是否有鼻子发痒、鹅口疮、鼻涕多，经常喉咙痛和(或)口臭？
- 你是否有不明原因的关节疼痛？（运动后所导致的除外）
- 你是否在潮湿的天气或发霉、潮湿的条件下，感觉很不舒服？
- 你是否对化学品、香水、油烟、合成物或烟味反应强烈，或者喝一点点酒就醉了？
- 你嗜好甜食或油腻食物吗？
- 你的体质是否新陈代谢慢、体温低，容易发胖？

如果你有4个或4个以上的问题选择"是"，那么你可能存在念珠菌过度生长。本书推荐的饮食可以真正帮助到你。除了每天补充益生菌，这个建议可以很好地支持肠道的健康并减少念珠菌过度生长。我强烈推荐一种具有天然抗真菌成分的高浓度益生菌产品，需要你坚持服用1个月。刚开始你可能会觉得症状加重了，因为益生菌开始发挥作用，并消灭过度生长的念珠菌。这些症状通常会在10天后改善。然后，你就能体会到诸多好处，如精力旺盛、腹胀减少、消化增强。如果10天后你没有觉得身体有所改善，请咨询你的临床营养师或医生。

如果你有念珠菌过度生长的症状，在净化的时候调整你的消化系统非常重要。启动净化的前14天，避免食用水果。干果和果汁也要避开，因为它们和新鲜水果一样，都含有大量的果糖。没有念珠菌过度生长的时候，这些都是没有问题的。但如果机体失衡，果糖就成了"喂养"真菌的营养剂。14 天后，可以食用炖水果如苹果、梨或木瓜，但要从少量开始。看看你的食物，如果你觉得你对天然糖也有反应，那就禁食 1 个月，然后再慢慢以同样的方式开始。

1 个月内避免食用发酵产品、酵母、醋和真菌如蘑菇等。这包括所有腌制食物、烟熏食物（如鱼或熏豆腐）、砂锅和酱料。

为缓解念珠菌性阴道炎症状，你可以睡前在卫生护垫上倒一点酸奶（约 1 茶匙）。这听起来很奇怪，但酸奶能提供减少真菌生长所需的益生菌。或者用含有嗜酸乳杆菌的天然阴道乳膏或栓剂。避免使用有香味的沐浴露、肥皂或带香味的卫生纸。这些可能会破坏阴道的酸碱平衡并加重念珠菌感染。

附录6 洁净和环保

不要被"自然的"或"植物成分的"这样的营销术语所迷惑。这些可能会误导你，暗示该产品不含有任何化学物质，不会导致健康问题。检查你的护肤品、化妆品和家居用品是否含有以下成分，特别是子宫内膜异位症患者尤其要注意。

美容产品和化妆品

防腐剂

（烷基对羟基苯甲酸酯，或丁基/甲基/乙基/丙基/异丁基对羟基苯甲酸酯）

- 用在食物和大多数化妆品中的一组防腐剂。
- 通常是 5 种不同防腐剂的混合剂：对羟基苯甲酸甲酯；对羟基苯甲酸乙酯；对羟基苯甲酸丙酯；对羟基苯甲酸丁酯；对羟基苯甲酸异丁酯。
- 这种复合防腐剂包含在几乎所有日常基础护理品中：洗发水、沐浴露、身体乳液、面霜，化妆品和婴儿用品。
- 防腐剂可通过无损的皮肤迅速吸收。经过 8 小时的皮肤接触，60% 的对羟基苯甲酸甲酯、40% 的对羟基苯甲酸乙脂和 20% 的对羟基苯甲酸丙酯可穿过皮肤[1]。
- 防腐剂是一种环境雌激素。这种雌激素效应会增加雌激素优势，并促进雌激素依赖性的子宫内膜异位症的进展。
- 它们累积在脂肪组织中，并在乳腺肿瘤中被发现。

多氯联苯（PCBs）

- 用于冷却液、润滑剂和电气设备的绝缘包装及油漆、染料和橡胶中。

- 多氯联苯通过呼吸进入体内,累积在人体脂肪中。
- 在河流和湖泊的水样本中能检测到多氯联苯。这些毒素会削弱免疫系统,破坏神经系统的发育,仿雌激素的结构并"对接"雌激素受体,产生雌激素样效应。

双酚 A

- 在某些塑料中发现的一种化合物。
- 它能进入食物和环境中。
- 它会产生雌激素样效应,使它成为免疫抑制和某些癌症的促进因素。

邻苯二甲酸酯

[二丁酯(DBP),二(2-乙基己)酯(DEHP),二乙酯(DEP),丁苄酯(BBP)]

- 一组作为如指甲油增塑剂的化学品(减少指甲油脆性开裂),在发胶、香水中作为溶剂,同时也作为多种产品的固定剂。
- 邻苯二甲酸二丁酯(DBP)和邻苯二甲酸二(2-乙基己)酯(DEHP)、邻苯二甲酸丁苄酯(BBP 或 BzBP)是最常用的。
- 邻苯二甲酸酯是对激素活动与生殖系统产生不良影响的化学物。

三氯生

[5-氯-2(2,4-二氯苯氧基)苯酚]或商品名——微班

- 三氯生用于牙膏、香皂和沐浴露等产品中。
- 像防腐剂一样,三氯生蓄积在脂肪组织中,能增强毒性作用。2002 年瑞典一项研究发现,60% 人类母乳样本中三氯生含量高。

- 三氯生焚烧或暴露在阳光下时,二噁英(与子宫内膜异位症的发展相关)就形成了。

甲醛

- 常见的防腐剂、杀菌剂,在化妆品、指甲油以及家具和织物中都有发现。
- 与子宫内膜异位症的产生和进展相关,并延迟受孕。
- 甲醛已被国际癌症机构列为人类致癌物质,美国环境保护局已将其列为一种可能的人类致癌物。
- 甲醛是明文规定禁止使用的,在欧盟最大允许浓度为 0.2%。任一包含 0.5% 或以上甲醛的产品都必须有警告提示。

家用产品:如何让你的家里都是闪闪发光的"绿色"

- **基础清洁原料**(需使用大量苏打水)肥皂、水、小苏打、醋、柠檬汁、盐和一把硬刷子用于家庭清洁需求。小苏打和玉米淀粉,是地毯除臭的好帮手。盐是一种温和的消毒剂,可以当作去污粉。

- **下水道堵塞**　将苏打水倒入下水道,加入开水直到其冒泡,可用来疏通下水道。或者,朝下水道撒一把盐,然后倒一壶开水。也可根据包装说明使用苏打盐。

- **地毯清洁**　用小苏打或玉米淀粉清洁地毯,1 小时后,再用真空吸尘器清扫。

- **洗碗粉**　用硼砂和小苏打混合。

- **冰箱**　白葡萄酒醋,加少许水稀释后用来清洗冰箱内部。

- **清洁玻璃**　白葡萄酒醋兑一半水。这也可以清洁瓷砖和柜台顶部。

- **水壶除垢**　用一半水和一半醋。煮滚后,留至凉,就可将污垢彻底冲洗干净。

- **银器**　银器最好的抛光物是白色的牙膏。在你的手指涂一些牙膏,将污垢擦掉。对于较大块的污垢,使用小苏打和一块干净的、湿的海绵。将小苏打和水调成糊状,用海绵沾点苏打水,涂在银器上。然后用热水清洗,用软布擦干。而那些没有光泽的银器,可将苏打糊涂于银器上,放置 1 小时后,再用海绵和热水清洗干净。

- **厕所**　清洁厕所建议使用醋或醋为基础的清洁剂。如果需要消毒建议使用硼砂。

参考文献

第一章

1. Hassan H M. Incidence of endometriosis in diagnostic laparoscopy. *Journal Reproductive Medicine*, 1976(16): 135.

2. Kolberg R. NEWS: Endometriosis enigma: Do the cells themselves hold the crucial clues?. *Journal of NIH Research*, 1997(9): 23 – 25.

3. http://www.google.co.uk/imgres? imgurl = http://assets.treesd.com/images/ healthtree/articles/imgIOEsymptoms.jpg&imgrefurl = http://www.healthtree.com/ articles/endometriosis/symptoms/&usg = __ NZLrsJaV2sewIdNfsd5f3H1D wug = &h = 338&w = 282&sz = 17&hl = en&start = 43&zoom = 1&tbnid = t6YRmMlGLd VDrM: &tbnh = 148&tbnw = 127&ei = MQSvTfaAO5OxhQe59fTfAw&prev = /search % 3Fq% 3Dendometriosis% 2Bchocolate% 2Bcysts% 26um% 3D1% 26hl% 3D en% 26client% 3Dsafari% 26sa% 3DN% 26rls% 3Den% 26biw% 3D1597% 26 bih% 3D1102% 26tbm% 3Disch0% 2C949&um = 1&itbs = 1&iact = rc&dur = 518 &oei = nAOvTfe7EoK6hAfvn5HeAw&page = 2&ndsp = 43&ved = 1t:429, r:10, s:43&t x = 35&ty = 86&biw = 1597&bih = 1102.

4. http://www.google.co.uk/imgres? imgurl = http://www.acfs2000.com/assets/ images/surgery_services/diagnostic_laparoscopy_1.jpg&imgrefurl = http://www. acfs2000.com/surgery_services/diagnostic-laparoscopy.html&usg = _ H-LrINF8 R47dZiiPAPMLrmDd894 = &h = 239&w = 450&sz = 125&hl = en&start = 133&zoom = 1&tbnid = 6HsYXbMt-iG4KM: &tbnh = 104&tbnw = 196&ei = uQWvTYPYLYab-hQ eUosndAw&prev = /search% 3Fq% 3Dendometriosis% 2Bchocolate% 2Bcysts% 2 6um% 3D1% 26hl% 3Den% 26client% 3Dsafari% 26sa% 3DN% 26rls% 3Den %

26biw%3D1597% 26bih% 3D1102% 26tbm% 3Disch0% 2C3062&um = 1& itbs = 1&iact = hc&vpx = 1097&vpy = 681&d.

5. DiZerega G S. Endometriosis: Role of ovarian steroids in initiation. maintenance and suppression. *Fertility and Sterility*, 1980(33):649.

6. Lamb K. Family Traits analysis: A case-control study of 43 women with endometriosis and their best friends. *American Journal of Obstetrics & Gynecolology*, 1986(154):596.

7. Zondervan K T. The genetic basis of endometriosis. *Current Opinion in Obstetrics and Gynecology*, 2001(13):309 – 314.

8. Ridley J H. A review of facts and fancies. *Obstetrical & Gynecological Survey*, 1968(23):1.

9. O'Connor D T. Endometriosis. In: Singer AJJ. ed. Current reviews in *Obstetrics and Gynaecology*. Vol. 12. Edinburgh, Scotland: Churchill Livingstone, 1987:1 – 154.

10. Cramer D W. The relation of endometriosis characteristics, smoking and exercise. *Journal of the American Medical Association*, 1986(255):1904.

11. Sutton C, Jones K, Adamson G D. *Modern Management of Endometriosis*. Taylor & Francis, 2006.

12. Sampson J A. Heterotropic or misplaced endometrial tissue. *American Journal of Obstetrics & Gynecology*, 1925(10):649.

13. Ayers J W T, Friendenstab A P. Uterotubal hypotonia associated with pelvic endometriosis. *The American Fertility Society*, 1985(131):26.

14. Sutton C, Jones K, Adamson G D. *Modern Management of Endometriosis*. Taylor & Francis, 2006.

15. Lebovic D I. Immunobiology of endometriosis. *Fertility and Sterility*, 2001, 75 (1):

1 – 10.

16. Thomas, Eric, Rock John. *Modern Approaches to Endometriosis* . Kluwer Academic, 1991.

17. Koninckx P R. Dioxin pollution and endometriosis in Belgium. *Human Reproduction*, 1994(9):1001 – 1002.

18. Research Registry of the Endometriosis Association.

19. Endometriosis UK 2010 Survey.

20. Research Registry of the Endometriosis Association.

21. US EPA. Office of Health and Environmental Assessment, *Health Assessment for polychlorinated dibenzo-p-dioxins*, 1985.

22. Olive D L. Expectant management of hydrotubation in the treatment of endometriosis associated infertility. *Fertility and Sterility*, 1985(44):35 – 39.

23. Sutton C J G, Hill D. Laser Laporoscopy in the treatment of endometriosis. A five year study. *British Journal of Obstetrics and Gynaecology*, 1990(97):181 – 185.

24. Sutton C J G, Ewen SP. Abstract to the International Society of Gynaecological Endoscopy Meeting, Washington, DC, 1992:73.

25. Bruner-Tran K. The potential role of environmental toxins in the pathophysiology of endometriosis. *Gynaecological & Obstetric Investigation*, Supplement, 1999:45 – 56.

26. Bowman R E. Chronic Dietary Intake of 2,3,7,8-tetrachlorodibenzo-p-dioxin. *Fertility and Sterility*, 1989, 84(1):67 – 74.

27. Sutton C, Jones K, Adamson G. David, *Modern Management of Endometriosis*. Taylor & Francis, 2006:286.

28. Research Registry of the Endometriosis Association.

29. Nyholt Dale R. Common Genetic Influences Underlie Comorbidity of Migraine and Endometriosis. *Genetic Epidemiology*, 2009, 33(2):105-113.

30. Ferrero S. Increased frequency of migraine among women with endometriosis. *Human Reproduction*, 2004, 19(12):2927-2932.

31. Sutton C J G. Prospective, randomised, double-blind, controlled trial of laser laparoscopy in the treatment of pelvic pain associated with minimal. mild and moderate endometriosis. *Fertility and Sterility*, 1994(62):696-700.

32. Sutton C J G, Hill D. Laser laporoscopy in the treatment of endometriosis. A five year study. *British Journal of Obstetrics and Gynaecology*, 1990(97):181-185.

33. Olive D L. Expectant management of hydrotubation in the treatment of endometriosis associated infertility. *Fertility and Sterility*, 1985(44):35-39.

34. Tepaske R. Effect of preoperative oral immune-enhancing nutritional supplement on patients at high risk of infection after cardiac surgery: a randomised placebo-controlled trial. *Lancet*, 2001(358):696-701.

35. Nakamura K. Influence of preoperative administration of Omega-3 fatty acid-enriched supplement on inflammatory and immune responses in patients undergoing major surgery for cancer. *Nutrition*, 2005, 21(6):639-649.

36. Figueira P G. Stem cells in endometrium and their role in the pathogenesis of endometriosis. *Annals of the New York Academy of Sciences*, 2011(1221):10-17.

37. Du H, Taylor H S. Contribution of bone marrow-derived stem cells to endometrium and endometriosis. *Stem Cells*, 2007, 25(8):2082-2086.

第二章

1. Ehdin，Suzannah. *The Self-Healing Human*. Holistic Wellness Publication，2003.

2. Leyland N. Endometriosis：diagnosis and management. *Journal of Obstetrics and Gynaecology Canada* （SCOG），2010（32）：S1 – 32.

3. Sesti F. Hormonal suppression treatment or dietary therapy versus placebo in the control of painful symptoms after conservative surgery for endometriosis stage III-IV. A randomized comparative trial. *Fertility and Sterility*，2007，88（6）：1541 – 1547.

4. National Diet and Nutrition Survey 2010.

5. Mason P, Ruxton C H S. Towards a Healthier Britain. commissioned by The Proprietary Association of Great Britain （PAGB），the UK trade association for manufacturers of branded over-the-counter （OTC） medicines and food supplements. http://www. pagb. co. uk/publications/pdfs/towardsahealthierbritain2010. pdf.

6. The Soil Association 2011.

7. Gearhardt A N. Can food be addictive? Public health and policy implications. *Addiction*，2011，106（7）：1208 – 1212.

8. Avena N M. Evidence for sugar addiction：behavioral and neurochemical effects of intermittent，excessive sugar intake. *Neuroscience and Biobehavioral Reviews*，2008，32（1）：20 – 39.

9. Hoehn S K. Complex versus simple carbohydrates and mammary tumors in mice. *Nutrition and Cancer*，1979：1，3，27.

10. Santisteban G A. Glycemic modulation of tumor tolerance in a mouse model of breast cancer. *Biochemical and Biophysical Research Communications*，1985，132（3）：1174 – 1179.

11. Seeley S. Diet and breast cancer：The possible connection with sugar consump-

tion. Medical Hypotheses, 1983, 11(3): 319 – 327.

12. Dmowski W P. The role of cell-mediated immunity in pathologenesis of endometriosis. *Acta Obstetricia et Gynecologica Scandinavia Supplement*, 1994(159): 7 – 14.

13. Thomas, Eric and Rock, John. *Modern Approaches to Endometriosis*. Kluwer Academic Publishers, 1991: 97.

14. Sinaii N. High rates of auto-immune and endocrine disorders. fibromyalgia. chronic fatigue syndrome and atopic disease among women with endometriosis: a survey analysis. *Human Reproduction*, 2002: 2715 – 2724.

15. Dmowski W P. The Role of cell-mediated immunity in pathologenesis of endometriosis. *Acta Obstetricia et Gynecologica Scandinavia Supplement*, 1994(159): 7 – 14.

16. Goldin B R, Gorsbach S L. The effect of milk and lactobacillus feeding on human intestinal bacterial enzyme activity. *The American Journal of Clinical Nutrition*, 1984(39): 756 – 761.

17. Thomas, Eric and Rock John, *Modern Approaches to Endometriosis*. Kluwer Academic Publishers, 1991: 97.

18. Mamdouh H M. Epidemiologic determinants of endometriosis among Egyptian women: A hospital-based case-control study. *The Journal of the Egyptian Public Health Association*, 2011(86): 1 – 2, 21 – 26.

19. Friends of the Earth press briefing for Safer Chemicals Campaign. Chemicals and Health.

20. Nayyar T. Developmental exposure of mice to TCDD elicits a similar uterine phenotype in adult animals as observed in women with endometriosis. *Reproductive Toxicology*, 2007, 23(3): 326 – 336.

21. Rier S E. Endometriosis in rhesus monkeys following chronic exposure to 2, 3, 7,

8-tetrachlorodibenzo-p-dioxin. *Fundamental and Applied Toxicology*,1993(21):
433 – 441.

22. Bruner-Tran K L. Dioxin may promote inflammation-related development of endo-
metriosis. *Fertility and Sterility*,2008:1287 – 1298.

23. Bruner-Tran K. The potential role of environmental toxins in the pathophysiology of
endometriosis. *Gynaecological & Obstetric Investigation*, Supplement,1999:45 – 56.

24. Bruner-Tran K L. Dioxin and endometrial progesterone resistance. *Seminars in Re-
productive Medicine*,2010,28(1):59 – 68.

25. Holsapple M P. A review of two,three,seven,eight-tetrachlorodibenzo-P-dioxin-
induced changes in immuno competene. *Toxicology*, 1991(69):219 – 255.

26. Bruner-Tran K L. Dioxin may promote inflammation-related development of endo-
metriosis. *Fertility and Sterility*,2008,89(5):1287 – 1298.

27. Rier S, Foster W. Forum: environmental dioxins and endometriosis. *Toxicological
Sciences*,2002(70):161 – 170.

28. Birnbaum L S, Cummings A M. Dioxins and Endometriosis: A Plausible Hypothe-
sis. *Environmental Health Persepctives*,2002,110(1):15 – 21.

29. U. S. EPA, Risk characterisation of dioxin and related compounds-Draft Dioxin
Reassessment. Washington DC Bureau of National Affairs,1994.

30. WHO, Level of PCBs PCDDs and PCDFs in breast milk. WHO Environmental
Health Series, 1989.

31. Konickx P R. Dioxin Pollution and endometriosis in Belgium. *Human Reproduc-
tion*,1994(9):1001 – 1002.

32. Bailey M T, Coe C L. Endometriosis is associated with an altered profile of in-
testinal microflora in female rhesus moneys. *Human Reproduction*, 2002, 17

(7):1704 - 1708.

33. Colborn, Theo. *Our Stolen Future*: *Are We Threatening Our Fertility*, *Intelligence*, *and Survival? A Scientific Detective Story*. Plume Books, 1997.

34. Ballweg M L. the Endometriosis Association, *Endometriosis*: *The Complete Reference for Taking Charge of Your Health*. McGraw-Hill Professional, 2003.

35. U. S. EPA, EPA's Final PCB ban rule: 100 questions & answers to help you meet these requirements. Washington, DC, Office of Toxic Substances TS - 799. 1979.

36. Whitlock J P. Genetic and molecular aspects of 2,3,7,8-tetrachlorodibenzo-p-dioxin action. *Annual Review of Pharmacology*,1990(30):251 - 277.

37. Pulim H J. Effects of dioxins on thyroid function in newborn babies. *Lancet*,1993 (339):1303.

38. WomenLivingNaturally. com.

39. Van Voorhis B J. The effects of smoking on ovarian function and fertility during assisted reproductive cycles. *Obstetrics & Gynecology*,1996,88(5):785 - 791.

40. Thorp V J J. Effect of oral contraceptive agents on vitamin and mineral requirements. *Journal of the American Dietetic Association*,1980,76(6):581 - 584.

41. Ebadi M. Drug-pyridoxal phosphate interactions. *Quarterly Review of Drug Metabolism Drug Interactions*,1982,4(4):289 - 331.

42. Webb J L. Nutritional effects of oral contraceptive use: A review. *The Journal of Reproductive Medicine*,1980,25(4):150 - 156.

43. British Medical Association. *Official Guide to Medicines and Drugs*. Dorling Kindersley, 2007.

44. White E. Breast cancer among young US women in relation to oral contraceptive use. *Journal of the National Cancer Institute*,1994,86(7):505 - 514.

45. Brinton L A. Oral contraceptives and breast cancer risk among younger women. *Journal of the National Cancer Institute*, 1995, 87(11): 827 – 835.

46. Olsson, H. Early oral contraceptive use and premenopausal breast cancer-A review of studies performed in southern Sweden. *Journal of Cancer Detection and Prevention*, 1991, 15(4): 265 – 271.

47. Darbe P D. Aluminium, antiperspirants and breast cancer. *Journal of Inorganic Biochemistry*, 2005, 99(9): 1912 – 1919.

48. Gerhard I, Runnebaum B. The limits of hormone substitution in pollutant exposure and fertility disorders. *Zentralbl Gynakol*, 1992, 114(12): 593 – 602.

第三章

1. Associate Parliamentary Food and Health Forum. The links between diet and Behaviour: The influence of nutrition on mental health, 2008.

2. Soffritti M. Aspartame induces lymphomas and leukaemias in rats. *European Journal of Oncology*, 2005, 10(2): 107 – 116.

3. Lim U. Consumption of aspartame-containing beverages and incidence of hematopoietic and brain malignancies. *Cancer Epidemiology, Biomarkers and Prevention*, 2006, 15(9): 1654 – 1659.

4. Mier-Cabrera J. Effect of vitamins C and E supplementation on peripheral oxidative stress markers and pregnancy rate in women with endometriosis. *International Journal of Gynecology and Obstetrics*, 2008, 100(3): 252 – 256.

5. Hay, William Howard. *Health Via Food*. Harrap, 1934.

6. Agarwal A. Role of oxidative stress in female reproduction. *Reproductive Biology and Endocrinology*, 2005, 14(3): 28.

7. Fugh-Berman A, Kronenberg F. Complementary and alternative medicine (CAM) in reproductive-age women: A review of randomized controlled trials. *Reproductive Toxicology*, 2003, 17(2):137 – 152.

8. Fugh-Berman A, Kronenberg F. Complementary and alternative medicine (CAM) in reproductive-age women: A review of randomized controlled trials. *Reproductive Toxicology*, 2003, 17(2):137 – 152.

9. Linos E. Adolescent diet in relation to breast cancer risk among premenopausal women. *Cancer Epidemiology, Biomarkers & Prevention*, 2010, 19(3):689 – 696.

10. Parazzini F. Selected food intake and risk of endometriosis. *Human Reproduction*, 2004(19):8.

11. Grodstein F. Relation of female infertility to consumption of caffeinated beverages. *American Journal of Epidemiology*, 1993(137):1353 – 1360.

12. Lamb K, Nichols T R. Endometriosis: A comparison of associated disease histories. *American Journal of Preventative Medicine*, 1986, 2(6):324 – 329.

13. Shepperson Mills, Dian and Vernon, Michael. *Endometriosis: A key to healing and fertility through nutrition*. Thorsons, 2002.

第四章

1. The Lancet Oncology: Special Release. International Agency Research on Cancer (IARC) classifies radiofrequency electromagnetic fields (including those caused by mobile phones) as possibly carcinogenic to humans, 2011.

2. Li D K. A population based prospective cohort study of personal exposure to magnetic fields during pregnancy and the risk of miscarriage. *Epidemiology*, 13, 1, 9 – 20.

3. Röösli M. Radiofrequency electromagnetic field exposure and nonspecific symptoms

of ill health: a systematic review. *International Journal of Environmental Research and Public Health*, 2008(2):277 – 287.

4. Li D K. A population based prospective cohort study of personal exposure to magnetic fields during pregnancy and the risk of miscarriage. *Epidemiology*, 13(1):9 – 20.

5. Ehdin, Susanna. *The Self-Healing Human*. Holistic Wellness Publishers, 2003.

6. Waye J D. A short account of Chinese medicine. Theories and philosophies of medicine, compiled by Department of Philosophy of Medicine and Science. Tughlaqabad, New Delhi 62: Institute of History of Medicine and Medical Research, 1973.

7. U. S. Food and Drug Administration Report. Tampons, Asbestos, Dioxins and Toxic Shock Syndrome, 1999.

8. U. S. EPA. Health assessment document for polychlorinated dibenzo-pdioxins. Office of Health and Environmental Assessment, 1985, EPA/600 – 8 – 84/01 4f.

9. DeVito M J, Schecter A. Exposure assessment to dioxins from the use of tampons and diapers. *Environmental Health Perspectives*, 2002(110):23 – 28.

10. Nassar S. Tampon Safety. National Centre for Policy Research (CPR) for Women and Families, 2003.

11. Kliman, Dr Harvey, *Gynecologic and Obstetrical Investigation*, 2002.

12. Ehdin, Susanna, *The Self-Healing Human* . Holistic Wellness Publishers, 2003.

13. Grohmann U. Tolerance, DC's and tryptophan; much ado about IDO. *Trends in Immunology*, 2003, 24(5):242 – 248.

14. Mellor A L, Munn D H. IDO expression by dendritic cells: Tolerance and tryptophan catabolism. *Nature Reviews Immunology*, 2004, 4(10):762 – 774.

15. Sharma M D. Plasmacytoid dendritic cells from mouse tumor-draining lymph nodes

directly activate mature Tregs via indoleamine 2, 3-dioxygenase. *The Journal of Clinical Investigation*, 2007, 117(9):2570 – 2582.

16. Facchinetti F. Oestodial/progesterone imbalance and the premenstrual syndrome. *Lancet*, 1983(2):1302.

17. Ehdin, Susanna. *The Self-Healing Human*. Holistic Wellness Publishers, 2003.

18. Mills D. Endometriosis: Possible nutritional strategies. *Lamberts Nutr Bull*, 1992 (2):1 – 12.

19. Abraham G E. Primary Dysmennorhoea. *Clinical Obstetrics and Gynaecology*, 21, 1, 139 – 145.

20. Fugh-Berman A, Kronenberg F. Complementary and alternative medicine (CAM) in reproductive-age women: A review of randomized controlled trials. *Reproductive Toxicology*, 2003, 17(2):137 – 152.

21. Ludwig H. Dysmenorrhea. *Ther Umsch*, 1996, 53(6):431 – 441.

22. Zahradnik H P, Breckwoldt M., Drug therapy of dysmenorrhea. *Gynakologie und Geburtshilfe*, 1988, 21(1):58 – 62.

23. Campos Petean C. Lipid peroxidation and vitamin E in serum and follicular fluid of infertile women with peritoneal endometriosis submitted to controlled ovarian hyperstimulation: A pilot study. *Fertility and Sterility*, 2008, 90(6):2080 – 2085.

24. Agarwal A. Role of oxidative stress in female reproduction. *Reproductive Biology and Endocrinology*, 2005, 14(3):28.

25. Butler E B, McKnight E. Vitamin E in the treatment of primary dysmenorrhoea. *Lancet*, 1995:844 – 847.

26. Butler E B, McKnight E. Vitamin E in the treatment of primary dysmenorrhoea. *Lancet*, 1995:844 – 847.

27. Mier-Cabrera J. Effect of vitamins C and E supplementation on peripheral oxidative stress markers and pregnancy rate in women with endometriosis. *International Journal of Gynecology and Obstetrics*, 2008:252 – 256.

28. Agarwal A. Role of oxidative stress in female reproduction. *Reproductive Biology and Endocrinology*, 2005, 14(3):28.

29. Mathias J R. Relation of endomteriosis and neuromuscular disease of the gastrointestinal tract; new insights. *Fertility and Sterility*, 1998(70):81 – 87.

30. Kohama T. Effect of French maritime pine bark extract on endometriosis as compared with leuprorelin acetate', *Reproductive Medicine*, 2007, 52(8):703 – 708.

31. Fugh-Berman A, Kronenberg F. Complementary and alternative medicine (CAM) in reproductive-age women: A review of randomized controlled trials. *Reproductive Toxicology*, 2003, 17(2):137 – 152.

32. Mason P, Ruxton C H S. Towards a Healthier Britain. Commissioned by The Proprietary Association of Great Britain (PAGB), the UK trade association for manufacturers of branded over-the-counter (OTC) medicines and food supplements.

33. Wieser F. Evolution of medical treatment for endometriosis: Back to the roots?. *Human Reproduction Update*, 2007, 13(5):487 – 499.

34. Jeong S J. Anti-angiogenic phytochemicals and medicinal herbs. *Phytotherapy Research*, 2011, 25(1):1 – 10.

35. Milewicz A. Vitex agnus castus extract in the treatment of luteal phase defects due to latent hyperprolactinemia. Results of a randomized placebocontrolled double-blind study. *Arzneimittelforschung*, 1993(43):752 – 756.

36. Bartram T. *Encyclopaedia of Herbal Medicine*. Grace Publishers, 1995.

37. Esfandiarei M. Diosgenin modulates vascular smooth muscle cell function by regu-

lating cell viability, migration, and calcium homeostasis. *Journal of Pharmacology and Experimental Therapeutics*, 2011, 336(3):925 – 939.

38. Jung D H. Diosgenin inhibits macrophage-derived inflammatory mediators through downregulation of CK2, JNK, NF-kappaB and AP-1 activation. *International Journal of Immunopharmacology*, 2010, 10(9):1047 – 1054.

39. Weiser F. Evolution of medical treatment for endometriosis: Back to the roots? *Human Reproduction Update*, 2007, 13(5):487 – 499.

40. Eagon P K. Medicinal herbs: Modulation of estrogen action. Era of Hope Mtg, Dept Defense; Breast Cancer Res Prog, Atlanta, GA, 2000:8 – 11.

41. Nemeth E, Bernath J. Biological activities of yarrow species (*Achillea spp.*). *Current Pharmaceutical Design*, 2008, 14(29):3151 – 3167.

42. Groom S N. The potency of immunomodulatory herbs may be primarily dependent upon macrophage activation. *Journal of Medicinal Food*, 2007, 10(1):73 – 79.

43. Zakay-Rones Z. Randomized study of the efficacy and safety of oral elderberry extract in the treatment of influenza A and B virus infections. *Journal of International Medical Research*, 2004(32):132 – 140.

44. Zakay-Rones Z. Inhibition of several strains of influenza virus in vitro and reduction of symptoms by an elderberry extract (*Sambucus nigra L.*) during an outbreak of influenza B Panama. *Journal of Alternative and Complementary Medicine*, 1995(1):361 – 369.

45. Harrer G. Comparison of equivalence between the St John's wort extract LoHyp-57 and Fluoxetine. *Arzneimittelforschung*, 1999(49):289 – 296.

46. Schrader E. Equivalence of St. John's wort extract (Ze 117) and Fluoxetine: A randomized, controlled study in mild-moderate depression. *International Clinical*

Psychopharmacology,2000(15):61 – 68.

47. Darbinyan G, Aslanyan G, Amroyan E. Clinical trial of Rhodiola rosea L. extract SHR-5 in the treatment of mild to moderate depression. *Nordic Journal of Psychiatry*,2007(61):343 – 348.

48. Spasov A A. A double-blind, placebo-controlled pilot study of the stimulating and adaptogenic effect of Rhodiola rosea SHR-5 extract on the fatigue of students caused by stress during an examination period with a repeated lowdose regimen. *Phytomedicine*,2000(7):85 – 89.

49. Bystritsky A. A pilot study of Rhodiola rosea (Rhodax) for generalized anxiety disorder (GAD). *Journal of Alternative and Complementary Medicine*,2008(14): 175 – 180.

50. Burks-Wicks C. A Western primer of Chinese herbal therapy in endometriosis and infertility. *Women's Health*,2005,1(3):447 – 463.

51. Qu F. The effect of Chinese herbs on the cytokines of rats with endometriosis. *Journal of Alternative and Complementary Medicine*,2005,11(4):627 – 630.

52. Flower A. Chinese herbal medicine for endometriosis. *Cochrane Database of Systematic Reviews*,2009.

53. Han J S. Acupuncture and endorphins. Neuroscience Letters,2004:258 – 261.

54. Xiang D F. Effect of abdominal acupuncture on pain of pelvic cavity in patients with endometriosis. *Zhongguo Zhen Jiu*,2011,31(2):113 – 116.

55. Lundeberg T, Lund I. Is there a role for acupuncture in endometriosis pain, or endometrialgia?. *Acupuncture in Medicine*,2008,26(2):94 – 110.

56. Xiang D. Ear acupuncture therapy for 37 cases of dysmenorrhea due to endometriosis. *Journal of Traditional Chinese Medicine*,2002,22(4):282 – 285.

57. Canon, Emma. *The Baby Making Bible*. Rodale, 2010.

第六章

1. Soil Association Report. An inconvenient truth about food, 2008.

第八章

1. Johnson N P. Tubal flushing for subfertility. *Cochrane Database of Systematic Reviews*, 2005, 2, CD003718.

2. Adamson G D. Laparoscopic treatment: Is it better?. *Fertility and Sterility*, 1993 (59):35 – 44.

3. Yap C. Pre and post operative medical therapy for endometriosis surgery. *Cochrane Database of Systematic Reviews*, 2004, 3, CD003678.

4. Jones K D, Sutton C J G. Pregnancy rates following ablative laparoscopic surgery for endometriomas. *Human Reproduction*, 2002(17):782 – 785.

5. Jacobson T Z. Laparoscopic surgery for subfertility associated with endometriosis. *Cochrane Database of Systematic Reviews*, 2002, 4, CD001398.

6. Thomas E, Rock J. *Modern Approaches to Endometriosis*. Kluwer Academic Publishers, 1991:119.

7. Thomas, Eric and Rock, John. *Modern Approaches to Endometriosis*. Kluwer Academic Publishers, 1991:124.

8. Wiegand K C. ARID1A Mutations in endometriosis-associated ovarian carcinomas. *The New England Journal of Medicine*, 2010, 363(16):1532 – 1543.

9. Wiegand K C. ARID1A Mutations in endometriosis-associated ovarian carcinomas. *The New England Journal of Medicine*, 2010, 363(16):1532 – 1543.

附录6 保持清洁和绿色

1. Pedersen S I. In vitro skin permeation and retention of parabens from cosmetic formulations. *International Journal of Cosmetic Science*,2007,29(5):361 – 367.

致谢

当我开始计划写这本书的时候,由于需要涉及众多的人物和专业知识,我一时不知该如何下笔。感谢查利(Charlie)、阿尔菲(Alfie)和内德(Ned),他们以极大的耐心和爱心始终如一地支持和帮助我,并给我空间去完成这一切。我对他们充满了感激之情。感谢我亲爱的妈妈在读了我的草稿后,以专业写作技巧帮助我进行润色加工,使得本书更加流畅可读。

也同样感谢克莱尔·赫尔顿(Clare Hulton)和凯尔(Kyle)。感谢他们对我的信赖,相信我能完成这本书的撰写。特别感谢维姬·奥查德(Vicky Orchard)编辑的支持,正由于她对于细节的苛责要求,才使得本书日臻完美。感谢 Kyle Books 出版社所有曾经帮助过我的人。

如果没有专家的帮助,我不可能完成这项工程。他们是克里斯托弗·萨顿教授(Professor Christopher Sutton),迈克尔·麦金泰尔教授(Michael Mclntyre)。还有你,厨师露易丝·汉高(Louise Henkel),既作为专家,也是我亲爱的朋友,给予我无私的帮助。

在书稿完成过程中,感谢马拉喀什的提米酒店一直为我提供最好的休憩,使我时时得到调整。感谢迪克(Dick)和他的妻子对我无微不至地照料,他们甚至亲自为我的笔记本电脑寻找适配的插头。

最后,也最重要的,是衷心感谢我亲爱的患者。谢谢你们对我的信赖,作为子宫内膜异位症治疗团队中的一员,我从你们身上学习到很多很多,每天每天。